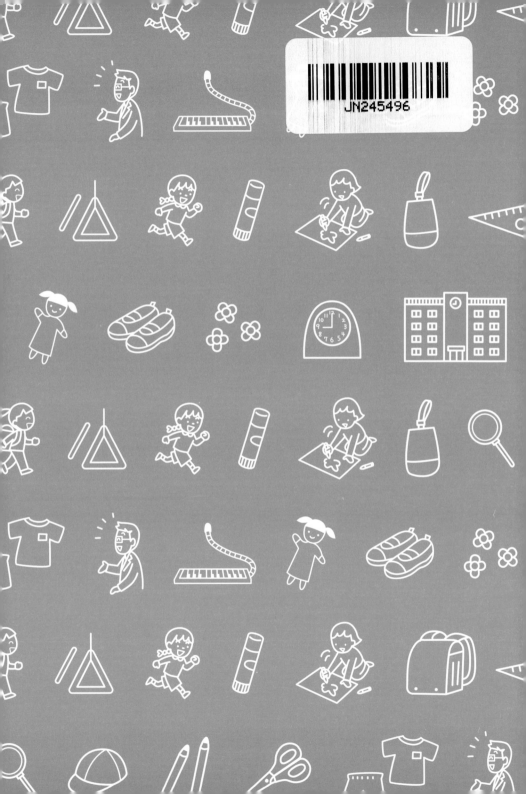

これからの
5歳児健診

編著

小枝達也
鳥取県立総合療育センター院長

小倉加恵子
鳥取県福祉保健部／子ども家庭部参事監
鳥取県倉吉保健所長

是松聖悟
埼玉医科大学総合医療センター小児科教授

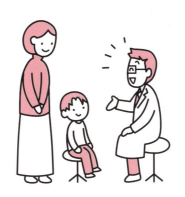

診断と治療社

序　文

　筆者が発達に課題のあるこどもに焦点を当てた5歳児健診をはじめたのは，平成8年（1996年）のことでした．鳥取県の大山町（合併前の旧大山町）という人口1万くらいの小さな町でお試しとしてはじめたのですが，保育所の先生方などから好評を得て継続して実施することになりました．その後，近隣の市町にも広まって，開始から10年ほどで鳥取県の全市町村が取り組むようになりました．

　それから28年が経過し，令和5年（2023年）12月28日にこども家庭庁成育局母子保健課より，補正予算で1か月児健診と5歳児健診に補助金を交付するという通達が出されました．

　これを受け，「令和3年度〜5年度こども家庭科学研究費補助金 成育疾患克服等次世代育成基盤研究事業 身体的・精神的・社会的（biopsychosocial）に乳幼児・学童・思春期の健やかな成長・発達をポピュレーションアプローチで切れ目なく支援するための社会実装化研究（研究代表者 永光信一郎）」にて『5歳児健康診査マニュアル』を作成し，全国の自治体に冊子を配布しました．

　本書はそのマニュアルをもとに，そこに書ききれなかった内容や好事例を盛り込んで，担当医や保健師などに深く広く理解していただくことを目的に執筆しました．

　最初に5歳児健診をはじめた頃と比べると，発達障害という言葉が社会的に認知され，診断を受けるこどもたちも格段に増えてきています．早期発見が大切なのはもちろんですが，発達の課題に気づかれる時期は様々であり，いろいろな工夫をしても気づきが遅れるこどもたちは存在します．見過ごされることは避けたいのですが，見過ごしを減らすためにあらぬ疑いをかけて，保護者に不安を与えることも避けねばなりません．

　1つのエポックは就学であると考えています．小学校入学を明るく楽しく元気よく迎えるために，幼児期後半に保護者がわが子の課題に気づいて，かかわり方を工夫する，あるいは小学校と事前に相談して，学校も準備を整えてこどもたちの入学を迎える，こうしたことが，切れ目のないこどもたちへの支援につながると考えています．

　本書を活用していただくことで，自治体の考え方や地域的な理由によって，5歳児健診の実施にばらつきが出ることがなくなるよう切に願っています．

2025年4月

鳥取県立総合療育センター院長

小枝達也

Contents

序　文……………………………………………………………小枝達也　iii

著者紹介……………………………………………………………………vi

第1章 ● 5歳児ってどんな子？　5歳児健診の目的って？

01　正常な5歳児の発育・発達，行動……………………………小枝達也　2

02　5歳児健診の目的と意義……………………………………小枝達也　5

03　発達障害ってなんだろう？…………………………………小倉加恵子　8

第2章 ● 5歳児健診の実施体制と準備

01　実施に向けた準備と体制……………………………………小倉加恵子　16

02　健診の周知…………………………………………………小倉加恵子　24

03　健診当日の流れと役割分担…………………………………小倉加恵子　25

第3章 ● やってみよう 5歳児健診

01　問　診………………………………………………………小倉加恵子　30

02　診　察………………………………………………………小枝達也　44

03　所見を保護者と共有するための質問………………………小枝達也　57

04　判　定………………………………………………………是松聖悟　59

05　各種健診の体制―集団健診と個別健診の違い………………小枝達也　65

Case Study　5歳児健診が診断に結びついた事例……………………………69

　　　Case 01　5歳児健診のチェック項目はクリアしていたが
　　　　　　　やりとりの違和感から診断につながったAちゃん　是松聖悟

　　　Case 02　5歳児健診で軽度知的発達症が疑われたBちゃん　小枝達也

　　　Case 03　5歳児健診後にこども家庭センターでの
　　　　　　　フォローアップとなったCちゃん　小倉加恵子

第4章 ● 専門職種・施設への相談

01　専門職種とそれぞれの役割…………………………………是松聖悟　74

02　専門相談の実際……………………………………………是松聖悟　78

第5章 ● 地域でできるフォローアップ

01 地域のフォローアップ体制における保健・医療・福祉・教育の連携
.... 是松聖悟　86

02 診断前支援 .... 是松聖悟　90

03 知っておきたい特別支援教育の体制 .... 小枝達也　94

Case Study 地域のフォローアップ体制の具体例 97

Case 01 鳥取県大山町　小枝達也

Case 04 大分県豊後高田市　是松聖悟

Case 02 大分県竹田市　是松聖悟

Case 05 大分県由布市　是松聖悟

Case 03 大分県津久見市　是松聖悟

Case 06 埼玉県川越市　是松聖悟

Case Study 5歳児健診とその後のフォローアップによる好事例 101

Case 01 5歳児健診で多動を指摘されたDちゃん　是松聖悟

Case 02 5歳児健診で人見知りを指摘されたEちゃん　是松聖悟

Case 03 5歳児健診でコミュニケーションが苦手なことを
指摘されたFちゃん　是松聖悟

Case 04 5歳児健診で保護者が支援を受け入れられなかったGちゃん　是松聖悟

5歳児健診でよくある相談内容 Q&A .... 是松聖悟　103

資　料 116

幼児の身体発育曲線／母子保健医療対策総合支援事業（令和5年度補正予算分）実施要綱／5歳児健康診査問診票／5歳児健康診査票／5歳児健康診査の実施に当たって求められる地域のフォローアップ体制等の整備について／令和5年度母子保健衛生費国庫補助金（令和5年度補正予算）に係るQ&A／参考資料・ウェブサイト

文献一覧 136

索　引 140

著者紹介

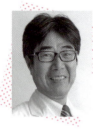

小枝 達也 鳥取県立総合療育センター院長

5歳児健診は，ポピュレーションアプローチの場として大いに意義があり，小学校入学に向けた切れ目のない貴重な子育て支援の場でもあります．全国津々浦々まで5歳児健診が行われ，すべての親子が健やかで機嫌のよい毎日が過ごせるようになることを心から願っています．

略歴 1984年鳥取大学医学部卒業後，小児神経学，発達障害医学を研鑽．鳥取大学医学部助教授，地域学部教授，付属小学校校長を務め，2015年度より国立成育医療研究センターこころの診療部長，2017年度より副院長併任し，2024年度より鳥取県立総合療育センター院長代理，2025年度より同院長として現在に至る．日本小児保健協会前会長として保健活動の普及に尽力．

小倉加恵子 鳥取県福祉保健部／子ども家庭部参事監，鳥取県倉吉保健所長

5歳児健診が国の補助事業としてはじまりました．地域に住むすべての5歳児・家族に会える嬉しい機会です．こどもの成長をともに喜び，こどもと家族のウェルビーイングの向上に資する場となるよう願っています．

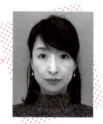

略歴 1997年鳥取大学医学部卒業，脳神経小児科にて小児神経学を研鑽．東北大学大学院，同病院にて神経心理学の臨床と研究に従事．国立障害者リハビリテーションセンター発達障害情報・支援センター，厚生労働省母子保健課にて国政に携わる．ボバース記念病院，国立成育医療研究センターを経て，2020年度に鳥取県庁入職，2023年度より現職．発達障害ナビポータル編集委員．

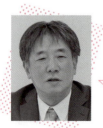

是松聖悟 埼玉医科大学総合医療センター小児科教授

5歳児健診を通じて，地域全体の子育てスキルがあがると，その地域のこどもたちは，元気に伸び伸びと育つことができるようになります．そのための最初の一歩は，多職種がお互いのプロフェッショナルを尊敬しあい，友達になることです．そんな地域を創りましょう！

略歴 1991年に大分医科大学卒業後，同小児科学講座入局．京都大学大学院医学研究科免疫細胞生物学研究生を経て大分医科大学に戻り，2007年度に大分大学医学部小児科准教授，2008年度に同地域医療・小児科分野教授となる．2017年度に中津市立中津市民病院副院長，2021年度より現職．

第**1**章

5歳児ってどんな子？
5歳児健診の目的って？

第1章●5歳児ってどんな子? 5歳児健診の目的って?

01 正常な5歳児の発育・発達,行動

POINT

定型発達の5歳児は以下のことができます．
- 速く走って，ジャンプして，スキップしてよく遊ぶ
- 会話での受け答えができ，過去形を使う
- 自分の気持ちを表現し，相手の気持ちも理解する
- ちょっと先の見通しがもてる
- 昨日の遊びの続きをし，翌日の遊びの約束をする
- 遊びの優先順位を変更する

身体発育

5歳児の平均的な身長は男児で108 cm，女児で107.5 cm，体重は男児で18 kg，女児で17.5 kgです[1]．上下肢が長くなり，頭部に比べて胴体や下肢が長くなり，スラッとした体形となっています．

運動発達

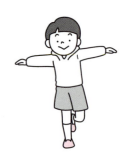

片足で5秒以上安定して立つことや片足でのケンケンも連続してできるようになります．移動運動では速く走れるようになり，ジャンプ力やバランスを保つ力も身につきます．その結果，スキップができたり，縄跳びができるようになります．

手の運動では，指の使い方が器用になり，以下のようなことができるようになります．
- 箸を上手に使って食事をする
- ハサミで形のある物を切り抜く
- 折り紙を折って遊ぶ
- 見てまねて四角を描く

2

言語発達

「夕焼けがきれいだね. 明日は晴れだね. 遠足に行けるね」など, 通常の日常会話ができるようになります. 自分の保育所や幼稚園の名称, クラスの名前, 場所などのオリエンテーションに関することを言葉にできるようになります.

時間軸に関する言語表現を獲得するのも5歳児の特徴です. 過去のことを思い出して話し, そのおおよその時系列に誤りがなく, また, 先の予測について言及するようになります.

認知発達

じゃんけんの勝ち負けがわかるようになります. 大小, 長短, 多少のような対比的な世界観から抜け出して, 複雑な関係を理解するようになります. その第一歩がじゃんけんの勝ち負けの理解です.

語音の音韻処理能力も向上し, 短い単語の音節（1文字の音）を把握することができるようになります. その結果, しりとり遊びができるようになり, それはひらがな文字を習得する基礎となっています（p.33, 35参照）.

数は5まで数えられるようになり, 指を折りながらでも5以上の数を理解しようとします.

社会性の発達

情緒として大人と同じ種類の感情（喜怒哀楽以外にも親しみ, 妬み, 恥ずかしいなど）を示すようになります.

社会性の発達としては自己表現と自己抑制が重要です. 図は, 3歳から7歳までの幼児約700名の行動を, 自己抑制と自己主張・実現の具体的行動項目71について観察評価し, 月齢別に出現頻度を示したものです. 5歳は, 男女ともに自己主張・実現は強いが自己抑制が未熟な時期といえるでしょう[2].

また, 布置の力が身につく時期でもあります. 時間的な見通し, すなわち過去と今, 今と未来の関係性に気づくようになります[3]. すると, 今はできなくても, 頑張って続けているとできるようになって, 喜んでいる自分のイメージがもてるようになり, かんしゃくを起こすことが減ってきます.

そのためには, 周囲の大人が誘って「振り返り」をすること, 大人が「振り返りの結果を評価」してあげること, そして成功した場合には「次もできるといいね」と期待を伝えること, 成功しなかった時には「次はきっとできるよ」と励ますことが肝要です.

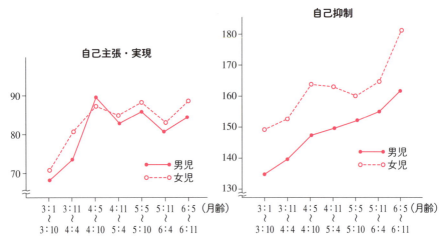

図　自己主張・実現と自己抑制の年齢的消長
〔柏木惠子：自己制御（self-regulation）の発達．心理学評論 1986；29：3-24[2)]〕

遊びの発達

　時間軸の感覚を獲得しているため，保育所や幼稚園では昨日の遊びの続きをするようになります．また，園からの帰り際には，一緒に遊んでいた子たちと，明日の遊びの約束をするようになります．

　5歳児は，仲よく遊んでいる子たちが別の遊びをしようと誘った時に，その遊びが自分にとってあまり優先度が高くない遊びであっても，その子たちと一緒に遊びたい時には「いいよ」と言って，優先度を一時的に変更することができます．これを世の中では「お付き合い」と呼びますが，お付き合いができると仲間関係が日常的に維持発展していきます．

　自分のやりたい遊びを優先させるあまり，誘われた時に「いやだ」と拒否する子は，やがて遊びに誘われなくなります．あるいは，一緒に遊んでいて，不意に別の遊びがやりたくなって自分だけ別の遊びをはじめる子がいます．こうした子も仲間関係の維持が困難となります．これらは自閉スペクトラム症の幼児にしばしばみられる行動パターンです．

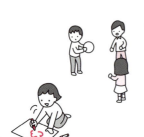

（小枝達也）

第 1 章 ● 5 歳児ってどんな子？ 5 歳児健診の目的って？

02 5歳児健診の目的と意義

5歳児健診は，発達障害ならびに知的発達症のあるこどもに気づき，こどもと家族を支え，明るく楽しく元気よく就学を迎えるためのものです．

5歳児健診の目的

令和5年（2023年）12月28日にこども家庭庁成育局母子保健課から発出された「母子保健医療対策総合支援事業（令和5年度補正予算分）の実施について」に，5歳児健診の実施要綱が記載されています[4]．この要綱には，5歳児健診の目的が記載されています（表1）[4]．

このように発達障害への気づきが主目的となったのには，以下のような背景があります．

1990年代において，3歳児健診で全般的な発達に遅れはないのに「落ち着きがなく，衝動的である」「運動がぎこちない」「会話が一方的である」「こだわりがある」といった，いわゆるちょっと気になる行動が認められる幼児は，当時の用語で微細脳機能障害（minimal brain dysfunction：MBD）と表現されていました[5]．そしてMBDがみられる幼児は，学齢期になると学習障害（learning disability：LD）になるといわれていました[5]．その当時は「学習障害」という用語はとても広い意味で使われており，現在の発達障害に近い意味合いをもっていました．

その真偽を確かめるべく筆者らは，3歳児健診で前述の行動特性がみられる3歳6か

表1　5歳児健診の目的

幼児期において幼児の言語の理解能力や社会性が高まり，発達障害が認知される時期であり，保健，医療，福祉による対応の有無が，その後の成長・発達に影響を及ぼす時期である5歳児に対して健康診査を行い，こどもの特性を早期に発見し，特性に合わせた適切な支援を行うとともに，生活習慣，その他育児に関する指導を行い，もって幼児の健康の保持及び増進を図ることを目的とする．

〔こども家庭庁成育局長：母子保健医療対策総合支援事業（令和5年度補正予算分）の実施について（こ成母第375号，令和5年12月28日）[4]〕

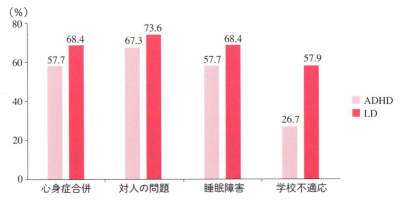

図　主治医の判定による二次障害の合併率
ADHD：注意欠陥多動性障害，LD：学習障害
（小枝達也：発達面からみた心身症および学校不適応の病態．日児誌 2001；105：1332-1335[8]）

月〜4歳前後の幼児を対象として，コホート研究を実施しました．その結果，小学校の2年生や3年生では，現在の呼称で注意欠如多動症（attention deficit hyperactivity disorder：ADHD）や限局性学習症，自閉スペクトラム症（autism spectrum disorder：ASD）に該当する小児が35.3％，軽度の知的発達症に該当する小児が29.4％，そして定型発達と思われる小児が35.3％であることが判明したのです[6]．

同じような発達課題があった3, 4歳児が，学齢期では実に様々な予後を呈することを知って，3歳児健診で発達障害を指摘するのは早すぎる，あるいは慎重にすべきであると考えるに至りました．

その後，平成11年（1999年）度に厚生省研究班において，発達障害と学校不適応の関係に関する全国調査[7]が行われました．その一環として，ADHDやLDと診断されている小学生について病院で調査したところ，60％前後，あるいは70％を超える小児が，心身症の合併，対人関係の問題，睡眠の問題，不登校や保健室登校といった学校不適応など，二次的な課題を抱えていることも判明しました（図）[8]．

発達障害を指摘するのは3歳児健診では早すぎる，しかし二次的な課題が発生してしまっている学齢期では遅すぎる，というのであれば，3歳から就学までの間，つまり5歳頃に発達障害への気づきのための健診を行うのがよいのではないかと考えるに至ったのです．

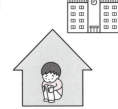

表2　鳥取県の5歳児健診で発達障害・知的発達症が疑われた児の3歳児健診までの指摘の有無

疾患名 （疑いを含む）	3歳児健診までに 指摘なし	3歳児健診までに 指摘あり	未受診・ 記載なし
ADHD	18	12	7
PDD	6	8	5
LD	0	1	0
MR	16	17	4

ADHD：注意欠陥多動性障害，PDD：広汎性発達障害，LD：学習障害，MR：精神遅滞
〔小枝達也：分担研究報告 軽度発達障害発見に対する5歳児健診の有用性の検討．厚生労働科学研究費補助金 子ども家庭総合研究事業 軽度発達障害児の発見と対応システムおよびそのマニュアル開発に関する研究：平成17年度 統括・分担研究報告書，平成18年3月（主任研究者 小枝達也），2006：11-15[10] をもとに作成〕

5歳児健診の意義

　前述のように，5歳児健診は，3歳児健診では気づきにくい，しかし就学後では遅すぎる発達上の課題のある幼児に気づく場となることを目的としています．そして，令和6年（2024年）3月29日には，日本医師会と日本小児医療保健協議会宛てに，事務連絡「5歳児健康診査の実施に当たって求められる地域のフォローアップ体制等の整備について（情報提供）」が発出され[9]，5歳児健診の実施だけでなくフォローアップ体制の充実も重要であるとされています．5歳児健診とフォローアップ体制を1つのパッケージとして，就学までこどもと家族を支援することが求められています．

　鳥取県で実施した5歳児健診での結果のまとめを表2に示します[10]．5歳児健診の結果でADHDが疑われたこどもの6割が，3歳児健診では何ら指摘がありませんでした．ASD（当時の広汎性発達障害）疑いのこどもでも4割強が3歳児健診での指摘はなく，さらに知的発達症（当時の精神遅滞）疑いのこどもでは，約半数が3歳児健診では見逃されていました．LDはそもそも5歳児健診でも気づくことができていません．

　このように5歳児健診では3歳児健診で気づくことのできなかった発達障害や知的発達症疑いのこどもに気づくことができています．これが5歳児健診を実施する意義の1つです．

　さらに，追跡調査の結果，5歳児健診で発達の課題を指摘されたこどものうち95％は，通常の学級に進んでいます[11]．5歳児健診は発達障害や知的発達症の子にラベルを貼り，特別支援学級に送り込むためのものではありません．明るく楽しく元気よく，こどもが学校に通えるようにするためのものなのです．

（小枝達也）

第1章 ● 5歳児ってどんな子？ 5歳児健診の目的って？

03 発達障害ってなんだろう？

POINT
- 発達障害は脳の機能的な障害によるものですが，環境や対応の仕方により症状や困り感の程度が変わります．
- 本人の困り感や活動・参加の困難さをふまえて，特性に応じた支援を検討することが重要です．

発達障害とは

発達障害は，種々の関連する疾患の総称です．発達障害は脳の機能的な障害によるものであり，保護者の育て方によって生じるものではありません．ただし，日常生活の困難さについては，環境や対応の仕方によって軽くなったり重くなったりします．低年齢で発見されることが多いですが，学習障害のように就学後にはじめて症状が明確になるものや，成人になってからその存在に気づくこともあります．

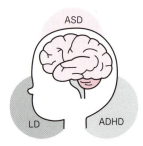

発達障害は周囲に障害として理解されにくく，「見えにくい障害」として，最近になるまで医学的にも社会的にも十分には認知されていませんでした．2004年に制定された発達障害者支援法で定義され，公的支援の対象として制度のなかに位置づけられました．

発達障害の定義

発達障害者支援法で示された「発達障害」の定義は，「自閉症，アスペルガー症候群その他の広汎性発達障害，学習障害，注意欠陥多動性障害その他これに類する脳機能障害であってその症状が通常低年齢において発現するもの」とされています．発達障害者支援法施行令と，その際に出された厚生労働省および文部科学省事務次官通知においてその範囲が示されました（図1）[12]．

8

〈発達障害者支援法〉

自閉症，アスペルガー症候群その他の広汎性発達障害
学習障害
注意欠陥多動性障害
その他これに類する脳機能の障害であってその症状が通常低年齢で発現するものとして政令で定めるもの

〈発達障害者支援法施行令（政令）〉

脳機能の障害であって，その症状が通常低年齢で発現するもののうち，
　　言語の障害
　　協調運動の障害
　　その他厚生労働省令で定める障害

〈発達障害者支援法施行規則（厚生労働省令）〉

自閉症，アスペルガー症候群その他の広汎性発達障害，学習障害，
注意欠陥多動性障害，言語の障害及び協調運動の障害を除く，
　　心理的発達の障害（ICD-10 の F80-F89　※）
　　行動及び情緒の障害（ICD-10 の F90-F98　※）

※〈文部科学事務次官・厚生労働事務次官通知〉
「法の対象となる障害は，脳機能の障害であってその症状が通常低年齢において発現するもののうち，ICD-10（疾病及び関連保健問題の国際統計分類）における「心理的発達の障害（F80-F89）」及び「小児〈児童〉期及び青年期に通常発症する行動及び情緒の障害（F90-F98）」に含まれる障害であること．なおてんかんなどの中枢神経系の疾患脳外傷や脳血管障害の後遺症が上記の障害を伴うものである場合においても，法の対象とするものである．」

図1　発達障害者支援法で定められた発達障害の範囲
〔文部科学省初等中等教育局特別支援教育課：発達障害の用語の使用について（平成 19 年 3 月 15 日）[12]〕

　発達障害者支援法は 2016 年に改正され，同法における「発達障害者」の定義を，「発達障害がある者であって発達障害及び社会的障壁により日常生活又は社会生活に制限を受けるもの」とし，「社会的障壁」の定義については，「発達障害がある者にとって日常生活又は社会生活を営む上で障壁となるような社会における事物，制度，慣行，観念その他一切のもの」とされました．すべての発達障害者において社会参加の機会が確保され，地域で自分らしく生きられるように，支援にあたっては様々な領域の関係機関・民間団体が連携して社会的障壁をなくすことに努める必要があります．また，法改正により，発達障害の当事者だけでなく，「家族その他の関係者」も支援の対象となりました．

発達障害の分類

法律においては ICD-10* に基づいた疾患名分類が用いられています（図1）[12] が，最近の臨床現場や学術領域では，アメリカ精神医学会による分類〔精神疾患の診断・統計マニュアル（Diagnostic and Statistical Manual of Mental Disorders：DSM）〕による表記が多く使われるようになってきています．参考として，DSM-5-TR での診断名とそれに対応する ICD-10 コードを表に示しました[13]．

発達障害の特徴

1．どのくらいの数？

2022年の文部科学省調査では，教育上の配慮を要する児童・生徒（小学校・中学校）は，通常教育を受けている児童・生徒の8.8％とされました[14]．特別支援教育に関する文部科学省の統計では，特別支援学校のうち知的障害（発達障害を含む）の在籍者数は全体の68.8％，特別支援学級のうち自閉症・情緒障害学級の児童・生徒数は全体の52.0％でした[15]．大学・短期大学・高等専門学校の障害のある学生の就学支援に関する実態調査によると，発達障害のある学生の占める割合は20.7％でした[16]．また，2022年の厚生労働省による在宅の障害児・者等を対象とした調査では，医師から発達障害と診断された者の数（本人・家族等からの回答に基づく推定値）は872,000人でした〔平成28年（2016年）度の調査では，481,000人〕[17]．

2．困り感に気づかれにくい

発達障害の場合，その程度が重い場合や他の障害をあわせもっている時は早く気づきますが，軽い場合は，本人も周囲も気づくのが遅くなることがあります．課題の見えにくさは，一見問題ないように見える一方で，本人が自分の努力不足と思い込んで苦しんだり，「怠けている」「困った人」「反抗的」などと周囲の誤解を受けたりする傾向があります．このことは制度上も，他の障害に比べて障害と捉えられず，支援体制整備が遅れた原因と考えられます．

発達障害の経過をみていくと，落ち着いている時期もあれば，不安定になる時期もあります．例えば，就学後に学

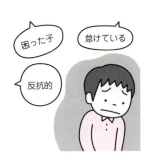

---

* ICD-10：International Classification of Diseases（ICD）は，WHO による国際疾病分類で，2022年に第11版（ICD-11）が発行されています．わが国では，統計法に基づく統計基準の1つとして ICD-10 に準拠した「疾病，傷害及び死因の統計分類」を定めています．2024年現在，ICD-11 に準拠した「疾病，傷害及び死因の統計分類」の使用に向けて，告示改正のための準備・調整が進められているところです．

表　DSM-5-TR の「神経発達症群」内の分類と対応する ICD-10 コード

DSM-5-TR の分類			ICD-10 コード
知的発達症群	知的発達症（知的能力障害）		F70〜F73
	全般的発達遅延		F88
	知的発達症（知的能力障害），特定不能		F79
コミュニケーション症群	言語症		F80.2
	語音症		F80.0
	児童期発症流暢症（吃音）		F80.81
	社会的（語用論的）コミュニケーション症		F80.82
	コミュニケーション症，特定不能		F80.9
自閉スペクトラム症	自閉スペクトラム症		F84.0
注意欠如多動症	注意欠如多動症	不注意優勢	F90.0
		多動-衝動性優勢	F90.1
		不注意・多動-衝動性ともにみられる	F90.2
	注意欠如多動症，他の特定される		F90.8
	注意欠如多動症，特定不能		F90.9
限局性学習症	限局性学習症	読字不全	F81.0
		書字表出不全	F81.81
		算数不全	F81.2
運動症群	発達性協調運動症		F82
	常同運動症		F98.4
	チック症群	トゥレット症	F95.2
		持続性（慢性）運動または音声チック症	F95.1
		暫定的チック症	F95.0
	チック症，他の特定される		F95.8
	チック症，特定不能		F95.9
他の神経発達症群	神経発達症，他の特定される		F88
	神経発達症，特定不能		F89

DSM：Diagnostic and Statistical Manual of Mental Disorders, ICD：International Classification of Diseases
〔American Psychiatric Association（原著），日本精神神経学会（日本語版用語監修），髙橋三郎，他（監訳）：DSM-5-TR の分類　神経発達症群. DSM-5-TR 精神疾患の診断・統計マニュアル. 医学書院，2023：45-47[13] をもとに作成〕

年が変わると落ち着かなくなったり，友人関係のトラブルが増えたりすることがあります．社会人でも，担当する業務内容や上司や同僚により，安定することも，不安定になることもあります．発達障害がない人でも同じようなことが起こりえますが，発達障害がある人は，こうした不安定さから学校や職場での不適応を生じて二次障害に発展する

リスクが高くなります．発達障害の支援において，環境への配慮や対応の仕方が非常に重要となります．

3. 障害の境界があいまい

　発達障害が存在するか否かを明確に示すことは困難です．このことは発達障害が連続体（スペクトラム）と呼ばれる理由であり，特性に濃淡（グラデーション）があることを示しています．その程度が濃ければ気づくのも早いですが，薄ければ成長するまで見逃される可能性もあります．発達障害はあってはいけないわけではなく，発達障害に伴う特性によって生活に困難さがある場合には，早く気づいて適切に支援することで，こどもが落ち着いて生活できるようになります．発達障害のある人は生まれた時から特性をもっているため，自分ではその状態を当たり前として捉えています．自分が他者と違っているという認識をもたないまま成長し，「要領が悪い」「努力が足りない」などの

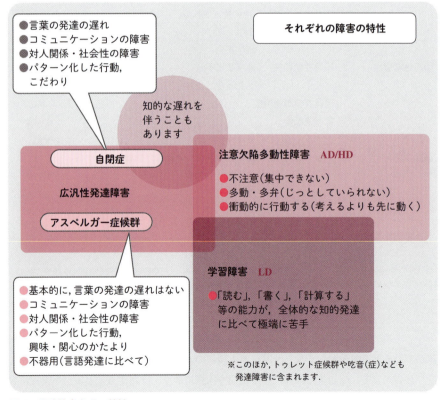

図2　発達障害とその特性
（国立障害者リハビリテーションセンター：発達障害情報・支援センター 発達障害とは[18]）

非難を受けることもあります．この結果として，「自分はみんなと同じようにできない」と自信を失い，心理的に追い込まれることもあります．二次障害を起こさないためにも早期発見と適切な支援が重要です．

4. 家族的背景をもつことがある

　発達障害は様々な要因が重なっていると考えられており，その1つとして遺伝性が指摘されています．このことは，発達障害と診断されたこどものきょうだい，両親，祖父母など，家族や親族にも発達障害がある可能性があることを示しています．発達障害への理解が不十分な場合に，家族が「自分と似ており問題はない」と捉えていることや，家族も困難さを感じていることがあります．発達障害の特性に焦点をあてるのではなく，こどもの困り感や不適応の状態を共有して，こどもが楽しく過ごせる手立てとして必要な支援を一緒に考えていくようにします．

5. いくつかの発達障害が併存することが少なくない（図2）[18]

　発達障害と診断される場合，1つの疾患の特徴だけをもつのではなく，程度の差はあっても他の疾患の特徴をあわせもつことがあり，年齢や環境により目立つ症状が異なる場合もあります．例えば，自閉スペクトラム症の症状で受診された場合に，注意欠如多動症（attention deficit hyperactivity disorder：ADHD）や学習障害などの特性が重なっていることはめずらしくありません．知的発達症，発達性協調運動症，チック症などが併存していることもあります．発達障害以外の二次的な障害が併発していることもあります．発達障害では，これらの重なりがひとりひとり異なっていることにも留意する必要があります．

　　　　　　　　　　　　　　　　　　　　　　　　　　　　　　　　　　（小倉加恵子）

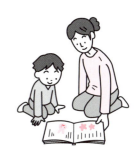

COLUMN　参考になるウェブサイト

　厚生労働省および文部科学省の関連機関から発達障害に関する情報が発信されています．発達障害についての詳しい情報や研修などの新しい情報が随時提供されていますのでご参照ください．

▌発達障害ナビポータル
https://hattatsu.go.jp/

　厚生労働省と文部科学省の協力のもと，国立障害者リハビリテーションセンター（発達障害情報・支援センター）と国立特別支援教育総合研究所（発達障害教育推進センター）の両センターが共同で運用する，発達障害に関する情報に特化したポータルサイトです．発達障害のある本人・家族に向けた情報を中心に，その方々の暮らしを支える教育，医療，保健，福祉，労働の各分野に携わる方々が互いの思いや取り組みを十分に理解し，これまで以上に連携を強化するための情報が掲載されています．

▌発達障害教育推進センター（国立特別支援教育総合研究所）
https://cpedd.nise.go.jp/

　発達障害のあるこどもの教育の推進・充実に向けて，発達障害にかかわる教員および保護者をはじめとする関係者への支援を図り，さらに広く国民の理解を得るために，ウェブサイトなどによる情報提供や理解啓発，調査研究活動を行うことを目的としています．

▌発達障害情報・支援センター（国立障害者リハビリテーションセンター）
https://www.rehab.go.jp/ddis/

　発達障害に関する正確かつ信頼できる情報を収集・分析し，ご本人・ご家族，全国の発達障害者支援機関および一般国民に対して広く普及啓発活動を行うことを目的としています．

〔小倉加恵子〕

第2章

5歳児健診の
実施体制と準備

第2章 ● 5歳児健診の実施体制と準備

01 実施に向けた準備と体制

POINT

- 5歳児健診の集団健診の方式には，保健センターなどに集合する方式と，保育所などで行う巡回方式，園医方式があります．
- 5歳児健診では発達面などを不安に思う保護者が少なくありません．保健指導や専門相談に時間がかかることをふまえた準備をしましょう．
- 医師や心理職など専門職の確保が困難な場合，その他の乳幼児健診との合同開催や他の自治体との合同開催，都道府県・保健所と医師会・小児科医会などとの広域調整を行うこともあります．

健診の実施方法

　乳幼児健診の実施方式として，市区町村保健センターなどにおいて行う集団健診と，医療機関などに委託して行う個別健診があります．2022年度の5歳児健診の実施率は約14%で，実施している自治体の多くが集団健診でした（表1）[19]．

1. 集団健診とそのバリエーション

　集団健診では，会場において他児との関係性など社会性の発達を観察できる，多職種による保護者への保健指導や子育て支援を同日に提供できるなどの利点があり，5歳児健診ではその目的から集団健診が推奨されています[4]．一般的な集団健診としては，市区町村保健センターなどに対象者を集めて行う方式がとられ

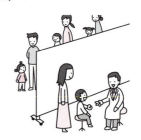

ています．対象となるこどもの数が少なかったり，医師などの専門職種の確保が困難であったりする場合は，複数の市区町村が協力体制を組む方式や，他の月齢・年齢の健診と合同で実施する方式などをとることもあります．これらの集団方式で実施する場合，観察できるこどもの状態が必ずしも日常の様子とは一致しないことから，対象者が通う保育所・幼稚園・認定こども園など（以下，保育所など）から日頃の生活や行動の様子などの情報を事前に得ておくことが大切です．

　また，医師，保健師，心理専門職などがチームを組んで行う巡回方式，保育所などで

5 歳児健診の実施体制と準備体制

表 1 令和 4 年（2022 年）度の全国の自治体における乳幼児健診の実施状況

健康診査	実施あり 市区町村数	実施あり 実施率	一般健康診査 実施ありの場合実施方法 集団 市区町村数	集団 実施率	個別 市区町村数	一部個別 市区町村数	その他（無回答を含む）市区町村数	歯科健康診査 実施あり 市区町村数	実施率	実施ありの場合実施方法 集団 市区町村数	個別 市区町村数	一部個別 市区町村数
2 週間児健診	71	4.1%	4	5.6% (4/71)	67	0	0	1	0.1%	1	0	0
1 か月児健診	541	31.1%	15	2.8% (15/541)	522	4	0	2	0.1%	1	1	0
2 か月児健診	133	7.6%	41	30.8% (41/133)	85	7	0	3	0.2%	3	0	0
3～5 か月児健診	1,725	99.1%	1,281	74.3% (1,281/1,725)	399	45	0	55	3.2%	53	2	0
6～8 か月児健診	831	47.7%	458	55.1% (458/831)	350	23	0	60	3.4%	55	5	0
9～11 か月児健診	1,354	77.8%	640	47.3% (640/1,354)	682	32	0	117	6.7%	106	11	0
1 歳～1 歳 6 か月児未満	316	18.2%	262	82.9% (262/316)	49	5	0	197	11.3%	166	28	3
1 歳 6 か月児健診	法定健診		1,636	94.1% (1,636/1,739)	52	48	5	法定健診		1,637	82	13
3 歳児健診	法定健診		1,676	96.4% (1,676/1,739)	26	34	5	法定健診		1,651	67	14
4 歳児健診	43	2.5%	42	97.7% (42/43)	0	1	0	100	5.7%	71	28	1
5 歳児健診	246	14.1%	225	91.5% (225/246)	10	11	0	146	8.4%	114	30	2
6 歳児健診（就学まで）	71	4.1%	70	98.6% (70/71)	1	0	0	107	6.1%	85	21	1

小学校就学までの期間に、市区町村が公費負担で実施する 1 人あたり乳幼児健康診査の回数（健康診査の内容を分けて一部個別で実施しているている場合については、集団で実施分と一部個別で実施分をあわせて 1 回と数える） : 6.8 回

(回答：1,741 市区町村)

福島県の 2 自治体が実施をしていないため、1 歳 6 か月児および 3 歳児健診の実施市区町村数は 1,739 自治体となっている。
（こども家庭庁：令和 4 年度母子保健事業の実施状況等について　別紙 1　令和 4 年度母子保健事業の実施状況[19]）

実施する健康診断の機会を活用する園医方式もあります．保育所などで健診を実施する利点としては，①こどもたちの集団行動の場面を観察できる，②慣れた場所なので，こども同士がかかわるなど普段の様子をみることができる，③担当保育士などと直接話ができる，などがあげられます．保護者が同席することが多いですが，事前に保護者の同意を得て，保護者のいない場面で健診を行い，事後に保護者に結果を報告する場合もあります．5歳児は就園している場合がほとんどですが，1.9％が就園していないとされており，未就園の背景要因として低所得，多子，外国籍など社会経済的に不利な家庭環境や，こどもに健康・発達の課題があることなどが指摘されています[20]．保育所などを健診の場として活用する方式を採用する場合は，未就園のこどもが健診を受診できるように事前に対応を検討しておく必要があります．

2．個別健診

個別健診方式では，問診や診察による判定，保健指導などを医療機関に委託して実施しますが，事業計画，事前の情報把握，健診実施後のフォローアップ，事業評価は実施主体である市区町村が担当します．委託する際には，健診で把握すべき項目を明確化し，問診や診察の方法，判定基準，保健指導の考え方を具体的に示すことで医療機関間の

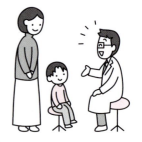

ばらつきを減らすことができます．また，こども・家族の全体像をスタッフ間で共有して多角的な視点から課題を整理し，フォローアップにつなげるために，事前および健診後カンファレンスには健診に参加したスタッフ全員が参加することが望ましいです．

3．抽出方式での健診

抽出方式での健診（以下，抽出健診）は，自治体によってピックアップ健診と呼ぶ場合もあります．抽出健診では，5歳児健診の対象となる4歳6か月から5歳6か月のこどもすべてに対して事前の問診やアンケートなどを組みあわせて発達などの課題について評価し，対象となるこどもを抽出して健診を実施します．抽出方法は自治体により様々で，家庭に問診票，アンケート用紙や子どもの強さと困難さアンケート（Strengths and Difficulties Questionnaire：SDQ）（p.42参照）などの質問紙を配付する場合，家庭だけでなく保育所などにもアンケート用紙や質問紙を配付したり保育所などを訪問したりして集団活動の状態を直接確認する場合，医師以外の専門職による集団観察や保健師により個別に問診を行う場合などがあります．対象者を抽出する際に，支援が必要なこども・家族が対象から外れてしまわないように抽出方法を十分に検討することや，事前カンファレンスでそれまでの健診の結果などもふまえて対象者に漏れがないか確認することが重要です．

図1[21]に示したように抽出される前を一次健診，抽出された後を二次健診として，別日に分けて実施することも可能とされていますが，対象年齢の期間に両方を実施するよ

一次健診*	スタッフ：	〈自治体職員〉保健師，保育士，看護師，家庭児童相談員　など
		〈外部委託〉心理師，歯科衛生士
	場所：	保健センター
	内容：	①保健師による問診
		②身体計測
		③集団遊びを通しての行動やコミュニケーションの状況確認
		④両親への事後指導
		⑤事前カンファレンス

二次健診* (抽出された者のみ)	スタッフ：	〈自治体職員〉保健師，保育士，看護師，家庭児童相談員　など
		〈外部委託〉心理師，児童精神科医
	場所：	保健センター
	内容：	①健診医による詳細な観察（製作活動や集団遊びを通しての行動やコミュニケーションの状況確認），心理師による個別面談
		②健診後カンファレンス

健診当日以降	個別心理相談
	個々の苦手分野に働きかける助言や支援，
	集団や個別でのコミュニケーショントレーニングなど

図1　抽出健診の事例（群馬県藤岡市）
*自治体独自の名称
〔こども家庭庁成育局母子保健課：5歳児健康診査事例の周知について（事務連絡，令和6年9月6日）別添：5歳児健診事例集[21]〕

う注意が必要です．抽出健診では健診を受ける対象者が限定されることから，対象となることに不安や不満を感じる保護者もいます．保護者の理解が得られるように健診の目的や意義について事前に周知することに加えて，対象者への丁寧な説明が必要となります．

 実施体制の整備

　5歳児健診では，健診当日に参加する従事者に加えて，こども家庭センター，保育所など，医療機関，療育機関，児童発達支援センターなどの関係機関と連携して，事前の準備や健診後の支援を行います．5歳児健診の目的を果たすうえで，健診後の保健指導や相談支援はとても重要です．発達に気になる状態がある場合でも，5歳児健診では診

断を必要とせず既存のサービスを活用することで集団適応などがよくなるケースが大半です．事前および健診後カンファレンスを通じて，必要なサービスにつながるように自治体の関係部署や関係機関・施設と連携して体制を整備しましょう．体制を整えていくうえで，就学後を視野に入れて，教育分野と情報を共有できる仕組みがあると円滑な支援につながります．フォローアップ体制については，第5章　地域でできるフォローアップ（p.86）に詳しく記します．

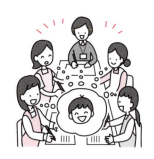

健診の計画と管理

1．健診の計画

新たに5歳児健診をはじめるにあたっては，その目的にかなう事業目標を立てたうえで，所要人員，所要時間，実施場所，経費などをふまえて企画する必要があります．住民票などにより対象者を把握し，健診の実施方式や健診後の専門相談などの内容につい

COLUMN　こども家庭センター

2024年4月から，母子保健と児童福祉の両分野の一体的な運営を行うこども家庭センターの市区町村への設置が全国ではじまりました．こども家庭センター（母子保健機能）は，すべての妊産婦・乳幼児を対象とするポピュレーションアプローチを基本とし，母子保健活動を通じた継続的・包括的な状況把握や保健師による相談支援，関係機関間の連携体制の構築を担います．こども家庭センターが乳幼児健診を所管している自治体もあります．また，支援を要するこども・妊産婦などへのサポートプランの作成，民間団体と連携しながら支援体制を強化するための地域資源の開拓なども行っています．

こども家庭センターの設置状況

	設置済	未設置	計
市区町村数	876 か所	865 か所	1,714 か所
割合	50.3%	49.7%	100.0%

こども家庭センター数　1,015 か所

令和6年5月1日現在，こども家庭庁虐待防止対策課調べ
〔こども家庭庁：こども家庭センターの設置状況等について（令和6年7月8日）[22]〕

て検討し，年度内の実施回数と1回に必要な従事者の職種・人数，場所を調整して，年間スケジュールを組みます．既存の乳幼児健診事業との兼ね合いから，健診場所や人員配置などの調整が必要になる場合もあります．例えば，3歳児健診までの他の月齢・年齢の健診と合同で実施することで実施回数を減らし，5歳児健診の場所と人員を確保した自治体もあります．

5歳児健診では発達面などを不安に思う保護者が少なくないことから，3歳までの乳幼児健診に比べて保健指導や専門相談に時間がかかることが想定されます．対応する人員を確保して必要に応じて複数の相談ブースを設けたり，別日に専門相談を設定したりすることで効率的に運営することを検討しましょう．

また，5歳児健診の目的や手順などに関する研修や，診察や問診に関する技術講習会などを行うことも重要で，関係者の共通理解を深め，健診の標準化や質の向上を目的として企画します．また，専門相談など健診後のフォローアップに携わる専門職に対しても，保育や発達支援など関連領域の研修とあわせて検討することが有用です．

2. 健診従事者の確保

健診運営スタッフに加えて，医師，保健師，専門相談の担当者など，専門職を確保する必要があります．診察を担当する医師と問診や保健指導を担当する保健師は必須です．5歳児健診は発達の評価を行う必要があることから，診察は小児科医が対応することが望まれます．小児科医以外にも，園医や校医を経験している内科医などの協力を得ることもあります．

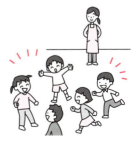

また，その他の専門職を配置することにより専門相談が充実し，支援を検討するうえでも多角的な視点が得られます．職種としては，保育士，幼稚園教諭，保育教諭（以下，保育士など）や，言語聴覚士・作業療法士などの療育専門職，栄養士・管理栄養士などがあげられます．保育士などは集団遊びの促しや遊びの様子の観察を行うほか，自治体によっては保育所などの単位で健診を行い，担当保育士などが同伴することで，保育所などでの生活や活動に関する情報を共有するための工夫をしている場合もあります．また，教育委員会の指導主事など教育分野の職員（以下，指導主事など）が参加する場合があることも5歳児健診の特徴といえるでしょう．指導主事などから学区の小学校の情報を得ることで保護者の不安が解消されたり，専門相談を通じて就学に向けたつなぎの支援を行ったりすることができます．

専門職以外のスタッフとして，受付や当日の案内などを母子保健推進員などが担当することがあります．また，待合の対応として絵本の読み聞かせや集団遊びなどを保育士や図書館司書，ボランティアにお願いしている自治体もあり，待合でのこどもの振る舞いを健診の重要な観察項目としている場合もあります．

医師をはじめとする専門職については，市区町村単独での確保が困難な場合があります．例えば，二次医療圏ごとにみた小児科医師偏在指標によると，医師が多いとされる都道府県においても，都市部に比べ，中山間地では小児科医が不足している状況がみられます[23]．必要に応じて，都道府県・保健所や地域の医療機関，医師会，小児科医会などと連携したり，都道府県が設置する協議の場などを活用したりするなど，広域的な調整を行うことも考えられます．

3．健診の管理

　健診の質を保ち，一貫したサービスを提供するうえで，事業の管理と評価は不可欠です．精度管理の適正化には，まず判定区分の考え方を整理する必要があります（図2）．5歳児健診には，発達障害のスクリーニング，こどもの発達・発育の確認と生活習慣の確立に向けた保健指導，支援につなげる専門相談など様々な内容が含まれています．5歳児健康診査票に示された診察所見の判定は，「1 異常なし」「2 既医療」「3 要紹介（要精密・要治療）」「4 既療育」「5 要経過観察」の5項目，また子育て支援の必要性の判定は，「1 特に問題なし」「2 保健師による支援が必要」「3 その他の支援が必要」の3項目となります[24]．判定基準について詳しくは第3章04　判定（p.59）をご参照ください．健康状態の把握と子育て支援の必要性に関する考え方を整理し，フォローアップ対象の基準を共有し，精度管理と支援後の状況把握により事業評価を行います（図2）．

　健診従事者による判定のばらつきをなくすためには，医師などの従事者に対して，判

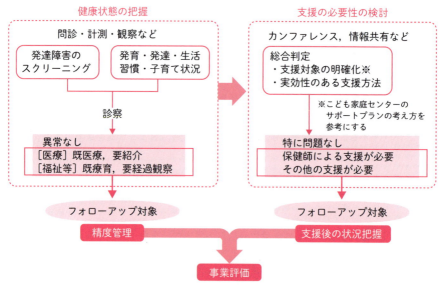

図2　判定区分の考え方

表 2　乳幼児健診事業における疾病スクリーニングの精度管理

1) 判定の標準化
2) 評価に用いる数値指標
　　フォローアップ率，発見率と陽性的中率の算出
3) 見逃しケースの把握体制の構築
4) 精度管理結果の健診医へのフィードバック
5) 保健所や都道府県の精度管理への積極的な関与

〔厚生労働行政推進調査事業費補助金 成育疾患克服等次世代育成基盤研究事業（健やか次世代育成総合研究事業）乳幼児健康診査に関する疫学的・医療経済学的検討に関する研究：データヘルス時代の乳幼児健康診査事業企画ガイド〜生涯を通した健康診査システムにおける標準的な乳幼児健康診査に向けて〜，令和 2（2020）年 3 月[25]〕

定方法や基準，問診項目の意味などを具体的に示し，周知する機会を定期的に設けることが必要です．また，判定の精度管理において，フォローアップ率，発見率，陽性的中率などの数値指標を用いることも有用です（**表 2**）[25]．健診実施体制の他に，フォローアップを通じた見逃しケースの把握体制の構築や，精度管理結果の健診医へのフィードバックを行うことなどにより，**PDCA サイクル**[*]をまわして健診の精度をあげていきます．保健所や都道府県は，母子保健対策強化事業などを活用した研修会などを通じて，市区町村の健診の標準化に対する支援を行うことが可能です．

4. 健診未受診者への対応

　乳幼児健診は地域に暮らすこども全員の実態を把握する機会であり，5 歳児健診にも同様の役割があります．健診未受診者の背景には，支援を要する状況や虐待のリスクなどがあることを念頭におき，家庭支援の観点をもつことが望まれます．乳幼児健診の受診率を全体でみると，3〜5 か月児健診 96.1％，1 歳 6 か月児健診 96.3％，3 歳児健診 95.7％[26]と 9 割を超えているのに対し，こども虐待による死亡事例（心中以外の虐待死）の健診受診率は，それぞれ 81.0％，83.3％，68.8％と低いことが指摘されています[27]．

　把握漏れをなくすために，他の月齢・年齢の健診と同様に，①健診未受診者の把握期限の設定，②妊娠期からの母子保健情報の把握，③保育所や福祉サービス事業所などの他機関との情報共有，④状況を確認できない場合の対応方針の事前の取り決めについて，系統立てて体制を整備することが推奨されます[28]．個別健診として実施する場合は，受診状況について自治体が情報を把握するまでに時間を要する場合があるため，事前に方針や基準を共有するなど未受診者対応を講じておく必要があります．

（小倉加恵子）

---

[*]**PDCA サイクル**：「Plan（計画）→ Do（実行）→ Check（評価）→ Action（改善）」という一連のプロセスを繰り返し行うことで，業務の改善や効率化をはかる手法の 1 つです．

第 2 章 ● 5 歳児健診の実施体制と準備

02 健診の周知

POINT

- 新たに 5 歳児健診をはじめる場合は，住民への意識づけのため
  早くから周知することが重要です．
- フォローアップなどにおいて健診で得られた情報を他機関と共有
  することを想定し，事前に保護者の同意を得るようにしましょう．

🌱 対　象

　5 歳児健診の対象は，「実施年度に満 5 歳になる幼児（標準的には，4 歳 6 か月から 5 歳 6 か月となる幼児）」です[4]．5 歳児健診には就学に向けた支援体制準備の目的もあることから，十分な準備期間を確保できるよう実施時期を設定する必要があります．

🐦 事前周知，個別通知と問診票の配布

　健診の実施に際しては，事業目的と開催日時や場所などの内容について保護者などに事前周知します．自宅への郵送や保育所などを通じた連絡，自治体ウェブサイトや広報誌などによる周知に加え，母子保健推進員や愛育班などにも積極的な協力を求め，周知徹底に努めましょう．これから 5 歳児健診をはじめる自治体においては，早い時期から広報活動を行い，住民の意識づけをすることが未受診者を減らすことにつながります．

　対象者には別途，個別通知を行い，問診票などを送付します．家庭での様子を確認する目的などで，必要に応じて子どもの強さと困難さアンケート（Strengths and Difficulties Questionnaire：SDQ）（p.42 参照）などの質問紙を活用している自治体もあります．また，保護者の了解を得たうえで，こどもの生活の様子や活動状況についてのアンケートや，SDQ などの質問紙を保育所などにも実施したりする自治体もあります．

　なお，市区町村が健診で知りえた情報に関して関係機関と連携をとる場合には十分な注意が必要になります．事前に保護者の了解を得るようにしましょう．問診票や事前アンケートなどを送付する際に，関係機関と情報共有する必要性についての説明文と同意書の書式を添えて，来所時に同意書を取得するなどの工夫をしている自治体もあります．

（小倉加恵子）

03 健診当日の流れと役割分担

POINT

- 集団方式の5歳児健診は以下の流れで行います．
①事前カンファレンス→②問診→③計測→④診察→⑤保健指導・専門相談→⑥健診後カンファレンス
- 効果的な健診となるように，流れに沿って専門性に応じた役割分担を検討しましょう．

☞ **Check on the WEB** 　参考になる動画

5歳児健診ポータル：動画で分かる！5歳児健診

健診当日の流れ

健診当日に実施する事項とその内容を流れに沿って図に示します[29]．この図では，専門相談を健診当日に実施する場合を示しましたが，別日に専門相談の場を設ける場合もあります．流れをイメージするうえでの参考としてください．

役割分担

図に示した①〜⑥の流れに沿って，実施する内容と役割分担を以下に記します．また，職員配置を考えるうえで参考になるように，健診の流れに沿った主な担当者の例（職種）を表に示しました．

1. 事前カンファレンス

健診当日は時間が限られていることから，事前カンファレンスで共有するべき事項については，健診前日までに情報を整理しておくと効率的です．3歳児健診までの乳幼児健診で得られた情報や経過，母子保健事業で把握された家族や保育所などの利用の状況など，直近の環境に関する情報などをまとめておきましょう．

健診には複数のスタッフが従事するため，事前カンファレンスにおいて，当日の流れと役割をスタッフ間で確認します．過去の乳幼児健診の情報など事前にまとめた情報，特に注意を払うべきこども・家族については漏れがないように情報共有するよう心がけ

①事前 カンファレンス	②問診	③計測	④診察	⑤保健指導 専門相談	⑥健診後 カンファレンス

〈確認事項〉
○これまでの経過
・基礎疾患, 障害
・発達
・社会的背景
（特に要対協ケース）
○環境の変化
・家族構成
・保育所などの利用状況
・保護者の就労状況

〈確認事項〉
○問診票
○こどもと保護者
・困り感
・支援ニーズ
（時に潜在）

○医学的判断
・健康状態の把握
・bio-psycho-social視点

○集団指導
・就学に向けた準備
○個別指導
・育児環境支援
・児童虐待予防
○専門相談
・子育て相談
・栄養相談
・療育相談
・心理発達相談
・教育相談　など

○こどもと養育環境
健康課題の整理
○総合的判断
・支援対象者の選定
・支援方針の策定

図　健診当日の流れ（当日に専門相談を実施する場合）

要対協：要保護児童対策地域協議会

〔小枝達也, 他：5歳児健康診査マニュアル. 令和3年度〜5年度こども家庭科学研究費補助金 成育疾患克服等次世代育成基盤研究事業 身体的・精神的・社会的（biopsychosocial）に乳幼児・学童・思春期の健やかな成長・発達をポピュレーションアプローチで切れ目なく支援するための社会実装化研究（研究代表者 永光信一郎）（令和6年3月）[29]より改変〕

表　健診の流れと役割分担

流れ	主な担当者の例
事前カンファレンス（①）	健診従事者全員
受付	保健師, 事務職
待合	保育士, 母子保健推進員, 図書館司書, ボランティア
問診（②）	保健師, 保育士
計測（③）	看護師, 保健師
診察（④）	医師
保健指導・専門相談（⑤）	保健師, 保育士, 栄養士, 心理職, 言語聴覚士, 作業療法士, 指導主事
健診後カンファレンス（⑥）	健診従事者全員

①〜⑥の番号は図と一致

ましょう.

2. 問診

　問診は主に保健師が担当します. 回収した問診票やアンケートなどの内容をチェックしながら, 記載漏れや回答の気になる点について聴きとります. また, こどもとのやりとりを通して発達の状態を確認するとともに, こども自身が感じている困り感を聴きとるよう努めましょう. 保護者に対しては, 身近な育児支援者がいるかどうか, 育児不安などの支援ニーズを探ります. 支援を積極的に求めない保護者もいるので, 話を聴くだ

けでなく，着衣や持ち物などから生活の様子を推し測ったり，問診中の表情や声色，態度，親子のかかわる様子などを観察したりすることで得られる情報が多くなります．医療機関受診のある場合（5歳児健康診査票の「既医療」）は，受診中の医療機関と情報共有することについて保護者から承諾を得て，健診で得られた所見や指導状況を伝達するなど，情報連携することが有用です．

通園している保育所の保育士などの同席がある場合は，こどもとの会話を保育士などが担当することで，やりとりが円滑に進むことが期待できます．食事や排泄など保育を通じた生活場面の状況や，友人関係など集団活動の様子も聴きとりましょう．保護者と保育士などが同席するなかでの問診は，家庭生活と保育場面のこどもの振る舞いや日常生活動作の違いなど，認識のすりあわせにも役立ちます．

3. 計測

身長，体重の計測は保健師や看護師が担当することが多いですが，母子保健推進員など地域ボランティアが担当する場合もあります．計測値は必ず乳幼児身体発育曲線〔平成12年（2000年）の調査に基づく発育曲線（p.116〜118参照）〕にプロットします．

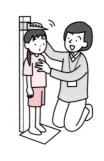

4. 診察

医師の診察については，第3章02　診察（p.44）を参照してください．

医師の診察後の判定で医療を必要とする「要紹介」と判断された対象者については，関係機関などと連携して医療や療育などの必要な支援につなげます．発達の遅れなどによる医療機関受診は，初診待機の期間が長いことが指摘されています[30]．受診までに家庭や保育所などで取り組めることやかかわり方などを伝えることで，こどもの困り感や保護者の不安などを軽減することができます．専門相談を通じて必要と考えられる支援につなぐようにしましょう．

5. 保健指導および専門相談

医師による診察の後に，保健指導を実施します．

個別指導では，問診や診察を通じて明らかになった健康課題や支援ニーズ，強みを確認し，こども・家族に具体的なアドバイスをします．課題によって専門職と連携して対応するとよいでしょう．保健指導にあたっては，保護者の心身の健康状態や育児態度にも留意します．家庭での実践が可能なことと地域資源の活用により対応できることを整理して，対応のすべてを家族に委ねないように注意します．育てにくさを抱えた保護者にとって，助言内容が過剰な負担に感じられることもあります．状況に応じた社会的支援の活用をすすめます．ま

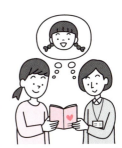

た，保護者が孤立しないよう，子育てサービスや地域活動を紹介するなど，地域とのつながりを促すことも重要です．

集団指導では，生活リズムを整えて望ましい食生活にしていくことや，スクリーンタイムを確認してメディアの適正利用や外遊びを促すなど，この時期に求められる生活習慣に関する保健指導を行い，就学に向けた準備につなげます．また，この頃には生物学的な性の認識や性自認が可能になってきており，プライベートゾーンを守る必要性を教えるうえでよい機会になります．性別の違和感などを聴く場合はプライバシーに配慮して個別に話をするようにします．集団指導では保護者同士が顔をあわせる機会にもなるので，保護者のピア（仲間）関係をつくる場として活かすこともできます．

個別指導および集団指導のそれぞれを組みあわせることで，双方の利点を活かすことができます．また，個別指導を健診後の専門相談として実施する自治体もあります．専門相談では内容に応じた専門職を配置することで，ニーズに沿った対応が可能となります．専門相談の詳細は，第4章　専門職種・施設への相談（p.74）を参照してください．

6．健診後カンファレンス

健診終了後には健診後カンファレンスを行い，こどもや保護者に関する健康課題を整理し，bio-psycho-social な観点から支援の必要性を判断します．健診後カンファレンスに多職種が参加することで多角的な評価および支援の検討が可能になるという利点があります．健診に従事したスタッフが可能な限り健診後カンファレンスに参加できるよう企画しましょう．

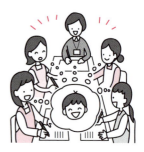

支援対象者を決定したら，個々の状態に応じたフォローアップ計画を立てます．その際，フォローアップの間隔，支援手法，必要に応じて保護者が支援を断った場合の対応を含め，事前に対応方針を決めておきましょう．さらに，教育委員会などとも情報を共有して，就学に向けた準備に円滑につながるように調整するとよいでしょう．

（小倉加恵子）

第3章

やってみよう
5歳児健診

01 問診

POINT

- 問診では，身体的側面，心理的側面および社会的側面（bio-psycho-social 観点）から，こども・家庭の健康課題を明らかにし，必要な支援につなげます．
- それぞれの問診項目からだけでなく，関係する問診項目や問診中のこども，親，親子関係の観察からも多くの情報が得られます．

Check on the WEB　参考になる動画

5歳児健診ポータル：動画で分かる！5歳児健診 ▶ 問診

問診で必要な観点

　問診は，健診時点でのこども・家庭の健康課題を明確化し，育児環境と保護者の育児状況を把握することで，健診での確認事項と支援の必要性について整理することを目的とします．健康課題の評価は，身体的側面だけではなく心理的側面や社会的側面からの視点（bio-psycho-social 観点）が必要であり，乳幼児健診は親子関係の安定とアタッチメントの形成を促す子育て支援としての意義も大きいものです（図1）．5歳児健診については，発達障害や知的発達症などのこどもの個々の発達の特性を早期に把握し，育児の困難さや子育て相談のニーズをふまえながら，こどもとその家族を必要な支援につなげることを目的としています．発達面はもちろんのこと，こども・家庭の全体像を評価できるように心がけます．

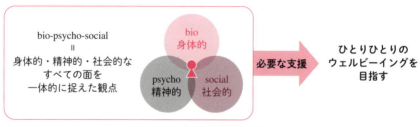

図1　問診で必要な観点

問診の役割

多くの場合，事前に家庭に配付して記入された問診票に沿って，対面で問診を実施します．問診票を用いることで，ポイントを押さえて偏りなく情報を収集することができます．「1か月児及び5歳児健康診査支援事業について」に記されている5歳児健康診査問診票（図2）では，次の7つのカテゴリーについて問診します[24]．

分類	No.	項目	回答
既往性	1	3歳児健康診査で異常等を指摘されましたか．	（いいえ・はい）
	2	（前の設問で「はい」と回答した人に対して，）医療機関で精査や治療等を受けましたか．	（はい・いいえ）
運動発達・粗大運動	3	片足で5秒以上，立つことができますか．	（はい・いいえ）
	4	ボタンのかけはずしができますか．	（はい・いいえ）
	5	お手本を見て四角が書けますか．	（はい・いいえ）
目・耳・発音	6	はっきりした発音で話ができますか．（カ行・サ行がタ行に置き換わったり，不明瞭な発音がありませんか．）	（はい・いいえ）
	7	目のことで気になる症状はありますか．	（いいえ・はい）
	8	聞き間違いが多いですか．	（いいえ・はい）
神経発達・精神	9	しりとりができますか．	（はい・いいえ）
	10	じゃんけんの勝ち負けがわかりますか．	（はい・いいえ）
	11	言葉で自分の要求や気持ちを表し，会話をすることがうまくできますか．	（はい・いいえ）
情緒・行動	12	カッとなったり，かんしゃくをおこしたりする事がよくありますか．	（いいえ・はい）
	13	注意しても全く聞かないですか．	（いいえ・はい）
	14	長い時間でも，落ち着いてじっとしていることができますか．	（はい・いいえ）
	15	すぐに気が散りやすく，注意を集中できないですか．	（いいえ・はい）
	16	順番を待つことが出来ますか．	（はい・いいえ）
	17	ルールに従って遊ぶことが苦手ですか．	（いいえ・はい）
	18	生活や遊びの中で特定の物や動作にこだわりが強いと感じますか．	（いいえ・はい）
	19	集団生活では，友達と一緒に遊んだり，行動することができますか．	（はい・いいえ）
	20	自分からすすんでよく他人を手伝いますか．（親・先生・こどもたちなど）	（はい・いいえ）
	21	頭がいたい，お腹がいたい，気持ちが悪いなどと，よく訴えますか．	（いいえ・はい）
	22	一人でいるのが好きで，一人で遊ぶことが多いですか．	（いいえ・はい）
生活習慣	23	友達と協力しあう遊びができますか．（砂で一つの山を作るなど）	（はい・いいえ）
	24	外で体を動かす遊びをしますか．	（はい・いいえ）
	25	朝食を毎日食べますか．	（はい・いいえ）
	26	ふだん大人を含む家族で一緒に食事を食べますか．	（はい・いいえ）
	27	保護者が，毎日，仕上げ磨きをしていますか．	（仕上げ磨きをしている（こどもが磨いた後，保護者が仕上げ磨きをしている）・こどもも自分で磨かずに，保護者だけが磨いている・こどもだけで磨いている・こどもも保護者も磨いていない）
	28	うんちをひとりでしますか．	（はい・いいえ）
	29	5歳になる前までに受ける予防接種は終了していますか．	（はい・いいえ）
	30	テレビやスマートフォンなどを長時間見せないようにしていますか．	（はい・いいえ）
	31	寝る直前にテレビや動画を観ますか．	（いいえ・はい）
	32	お子さんの睡眠で困っていることがありますか．	（いいえ・はい）
親（主な養育者）や子育ての状況	33	現在，お子さんのお母さんは喫煙をしていますか．	（なし・あり（1日＿本））
	34	現在，お子さんのお父さん（パートナー）は喫煙をしていますか．	（なし・あり（1日＿本））
	35	あなたご自身の睡眠で困っていることはありますか．	（いいえ・はい）
	36	あなたはゆったりした気分でお子さんと過ごせる時間がありますか．	（はい・いいえ・何ともいえない）
	37	あなたは，お子さんに対して，育てにくさを感じていますか．	（感じない・時々感じる・いつも感じる）
	38	（前の設問で「いつも感じる」もしくは「時々感じる」と回答した人に対して，）育てにくさを感じた時に，相談先を知っているか，何らかの解決する方法を知っていますか．	（はい・いいえ）
	39	子育てにおいて「もう無理」「誰か助けて」と感じたことはありますか．	（まったくない・ほとんどない・時々ある・いつもある）
	40	子育てについて気軽に相談できる人やサポートしてくれる人はいますか．	（はい・いいえ）
	41	この地域で，今後も子育てをしていきたいですか．	（そう思う・どちらかといえばそう思う・どちらかといえばそう思わない・そう思わない）
	42	現在の暮らしの経済的状況を総合的にみて，どう感じていますか．	（大変ゆとりがある・ややゆとりがある・普通・やや苦しい・大変苦しい）
	43	お子さんが大人同士のけんかや暴力を目撃することはありますか．	（いいえ・はい）
	44	この数か月の間に，ご家庭で以下のことがありましたか．あてはまるものすべてに〇を付けて下さい．	（しつけのし過ぎがあった・感情的に叩いた・乳幼児だけを家に残して外出した・長時間食事を与えなかった・感情的な言葉で怒鳴った・いずれも該当しない）

図2 5歳児健康診査問診票

〔こども家庭庁成育局母子保健課：1か月児及び5歳児健康診査支援事業について（令和5年12月28日）[24]〕

① 既往歴（項目番号 1, 2）
② 運動発達（項目番号 3～5）
③ 目・耳・発音（項目番号 6～8）
④ 精神・神経発達（項目番号 9～11）
⑤ 情緒・行動（項目番号 12～22）
⑥ 生活習慣（項目番号 23～32）
⑦ 親（主な養育者）や子育ての状況（項目番号 33～44）

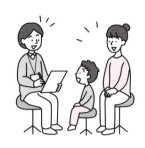

　問診は項目を聴きとるだけではなく，項目間の関係性も重要になります．事前に問診票の回答全体に目を通して，特に注意したい事項をチェックするとよいでしょう．また，問診中の観察は，こどもの状態，親の状態，親子関係に関する視診の役割もあります．問診項目の回答について保護者に確認しながら，保護者の受け答えする様子や態度，問診中の親子の様子を観察することで多くの情報が得られます（表1）[31]．

　健診の流れにおいて問診時間には制約があるため，これまでの乳幼児健診や母子保健事業のデータから特に確認すべき事項を事前に抽出しておくと効率よく進めることができます．同時に，育児不安や困りごとなどの潜在的なニーズを把握できるように，話しやすい雰囲気づくりを意識し，保護者の語りを傾聴するように心がけます．問診を実施する場所はプライバシーに配慮できるように準備するとよいでしょう．「話を聴いてもらえた」と保護者が感じることで，保護者との信頼関係（ラポール）が形成されていきます．保護者の語りが多くなり時間がかかりそうな場合は，診察後の専門相談につない

表1　親子関係を評価するための視点

	こども	保護者
全年齢 （特に乳幼児期）	アタッチメント行動	養育行動
	親のケアや慰めを求める	こどもの求めに対する反応
	警戒心，自己防御	感度のよい応対
	安心感，信頼	ケア，保護
	感情や衝動の表出・制御	共感性，情緒的応答
幼児期以降	遊び，想像力，好奇心	遊び，こどもにあわせた環境設定
	自己統制（我慢できる），協調性	教示，しつけ，限界設定
	自信	こどもの行動・態度への価値づけ，受容
	仲間関係，親友関係	オープンなコミュニケーション
	所属集団への適応	関与とサポート

〔小倉加恵子：親子関係のアセスメント．こども家庭科学研究班「身体的・精神的・社会的（biopsychosocial）に乳幼児・学童・思春期の健やかな成長・発達をポピュレーションアプローチで切れ目なく支援するための社会実装化研究」班：こどもたちのための Well-Care Visits マニュアル．2024：27-28[31]〕

で，訴えを最後まで聴きとるように努めることが大切です．「途中で話を打ち切られた」と保護者が感じないように，事前に何分程度になるか見込みの時間を告げておくと進めやすくなります．

問診で気になったことがあれば，5歳児健康診査票（図3）[24]の「育児環境等」「心配事」の欄に記入します．

🌸 問診項目とその解釈

ここでは，5歳児健康診査問診票（図2）[24]に沿って，問診項目とその解釈についてみていきましょう．運動発達，目・耳・発音に関する項目については，医師診察と重複しますので，**02　診察（p.44）**を参照してください．

1.　既往歴に関する設問

> 1. 3歳児健康診査で異常等を指摘されましたか．
> 2. 医療機関で精査や治療等を受けましたか．

3歳児健診での指摘事項を確認し，対応状況などその後の経過について事前カンファレンスで情報を整理しておきます．視覚検査，聴覚検査や発達の遅れなどに関して精密検査の判断があったケースで，受診していない場合は適切な医療機関などにつなげます．また，その場合は「親（主な養育者）や子育ての状況」の項目について留意して聴きとりを行う必要があります．

基礎疾患があれば，その治療・療養状況を確認しましょう．慢性疾患による長期入院のために保育所などに通えず，集団活動の経験が少ない場合などには，発達への影響がみられることもあります．発達状況によっては，専門相談を通じて保護者と課題を共有し，事後フォローにおいて環境整備について検討していきます．

2.　精神・神経発達（理解）に関する設問

> 9. しりとりができますか．
> 10. じゃんけんの勝ち負けがわかりますか．
> 11. 言葉で自分の要求や気持ちを表し，会話をすることがうまくできますか．

これらの問診項目では，知的能力やルールの理解，対人・コミュニケーション能力の発達について確認します．

5歳頃には生活言語としての下地がほぼできあがり，構音や構文の面，機能面において概ね整います．大人や友達と自由に会話するだけでなく，自分の頭の中で言葉を用いて思考をまとめたり，行動を調整したりするようになります．話し言葉に加えて，書き言葉への関心が高まり，読み・書きの学習につながっていきます．

5歳児健康診査票

受診日　令和　　年　　月　　日

身体測定

身長	体重	カウプ指数	肥満度
cm	kg		％

診察所見

1　身体的発育異常
2　運動機能異常　粗大運動・微細運動等
3　感覚器・その他の異常　　無・有
　ア　目の異常（眼位・視力等）
　イ　耳の異常（聞こえにくい）
　ウ　発音不明瞭
　エ　その他（いびき・無呼吸等）
4　皮膚の異常　　無・有
　ア　湿疹・アトピー性皮膚炎・あざ
　イ　その他
5　理解に関する課題　しりとり・じゃんけん等

判定
[医療]　1 異常なし　2 既医療　3 要紹介（要精密・要治療）
[福祉等]　4 既療育　5 要経過観察
紹介先
診察医名

6　情緒・行動
　ア　情緒の問題（不安・恐れ等）
　イ　行為の問題（かんしゃく等）
　ウ　多動/不注意
　エ　仲間関係の問題
7　こどもの遊び　外遊び等の体を使う遊び
8　生活習慣
　適切・不適切
　ア　食事の問題
　イ　歯磨きの問題
　ウ　排便の問題

5　健康の社会的決定要因
　ア　経済的困窮
　イ　家族内の喫煙
　ウ　家族内不和
　エ　その他

育児環境等
1　メディア視聴の問題
2　睡眠に関する問題
3　事故予防に関する問題
4　養育環境
　ア　子育ての不安・疲弊
　イ　過度のしつけ、不適切な関わり

心配事　無・有（　　　　）

子育て支援の必要性の判定
1　特に問題なし　2 保健師による支援が必要
3　その他の支援が必要（　　　　）

判定者

記事（裏面紹介となった場合の結果等）

図3　5歳児健康診査票
[こども家庭庁成育局母子保健課：1か月児及び5歳児健康診査支援事業について（令和5年12月28日）24) より改変]

ほとんどの5歳児は，3往復以上のしりとりができます．言語の発達過程で音韻認識の力を獲得します．単語を音節（1文字の音）に分解し，その順番を把握して語頭音を抽出するなどの音韻操作を行うことでしりとり遊びができます．音韻認識の力は，かな文字の読み書き能力に関連します．言語発達の遅れが疑われた場合，難聴などの可能性があることにも注意しましょう．言語面だけでなく，しりとりは順番に"やりとり"をするルール，相互交流の基本的ルールを理解する必要があることから，ひらがなが読めているのにしりとりができないこどもでは，こうしたルールの理解に困難がある場合があります．

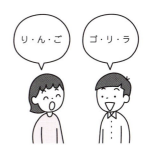

じゃんけんのような組みあわせによって正反応が変わる課題を理解する能力は抽象的な概念理解能力と関係し，4歳半以降に獲得するとされます．勝ち負けがわからない場合は全般性の発達の遅れの可能性を考えます．問診中に実際にじゃんけんをしてみて，リズムにあわせてじゃんけんができない場合は，相手とタイミングをあわせることが難しい可能性があります．他の所見とあわせて自閉スペクトラム症の可能性なども考慮します．

家庭内での会話の状況や会話の内容を尋ね，そのなかでこどもが自分の要求や気持ちを言葉で表現しているかを確認します．言葉と情緒の発達に伴い，感情を言葉で表現することができるようになります．また，共感や同情などの感情も発達してきますが，これらの発達は，こども自身の内的機能だけでなく，家庭内の人間関係や育児・しつけの状況など環境に大きく影響されることから，子育ての状況に関する項目にも留意しましょう．

3. 情緒・行動に関する設問

12．カッとなったり，かんしゃくをおこしたりする事がよくありますか．
13．注意しても全く聞かないですか．
14．長い時間でも，落ち着いてじっとしていることができますか．
15．すぐに気が散りやすく，注意を集中できないですか．
16．順番を待つことが出来ますか．

落ち着きのなさや不注意，衝動性に関する項目です．日常生活での困り感，保育場面での逸脱行動など，具体的にどのような振る舞いがみられるのかを聴きとります．

4歳頃にはまだ自我の強い傾向はみられるものの，少しずつ禁止や命令に従えるようになり，ルールを理解しはじめます．5歳頃になると自らと違う他者の存在や視点に気づき，相手の気持ちになって考えたり葛藤をおぼえたりするなかで，自分の感情や意思を表現したり他者を受け入れることを経験し，自らの感情や衝動を調整して適応した行

動がとれるようになります．同時に，時間軸の感覚が備わってくることで見通しが立てられるようになり，欲求を抑えて待つことができるようになります．

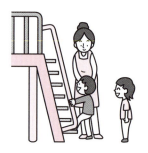

これらの質問項目には，言語・知的能力，情緒・行動の発達が関係してきます．日常生活に支障がある状態や保育場面での逸脱行動がみられる場合には，問診時や待合での様子もふまえて診察や専門相談につなげます．時に，保護者の養育態度が影響していたり，生活リズムが乱れて睡眠不足があるなど生活習慣に課題があったりする場合があるので，生活習慣や子育ての状況に関する問診項目は留意して聴きとりましょう．

17．ルールに従って遊ぶことが苦手ですか．
18．生活や遊びの中で特定の物や動作にこだわりが強いと感じますか．
19．集団生活では，友達と一緒に遊んだり，行動することができますか．
23．友達と協力しあう遊びができますか．（砂で一つの山を作るなど）*

*5歳児健康診査問診票（図2）では「生活習慣」に関する設問となっています．

これらの項目は，集団活動への適応や困難さについて尋ねています．集団性の認識は保育所などにおいて集団で生活する経験を重ねていくなかで発達します．集団生活を通じて，集団を構成する一員としての自己の意識が発達し，自分が属する集団に対する信頼感や連帯感が芽生え，集団のなかで行動を適応させることを学びます．社会化し，仲間関係を意識した自己調整ができるようになります．

問診を通じて，仲間関係の維持に課題が生じていないかどうか確認しましょう．困難さがある場合，その背景として，不注意や衝動性の高さ，興味の偏りやこだわりの強さ，他者への関心や共感力の乏しさ，言語能力や知的能力の発達の遅れなど複数の要因が考えられます．こども自身がどのような場面や状況に困難を感じているかについて注意して聴きとり，診察や専門相談につなげます．

20．自分からすすんでよく他人を手伝いますか．（親・先生・こどもたちなど）
21．頭がいたい，お腹がいたい，気持ちが悪いなどと，よく訴えますか．
22．一人でいるのが好きで，一人で遊ぶことが多いですか．

5歳頃には，こどもにとっての「社会」である身近な生活の場のなかで自分の役割を認識し，日常生活習慣の自律性が育ってきます．好奇心旺盛でなんでも1人でやりたがる自我の発達時期を経て，自発性とともに協調性も高まり，他者の役に立ちたいという気持ちが強まります．項目番号20は他者への思いやり，正義感，自制心など向社会的行動の発達状況を尋ねており，あてはまる場合はこどもの強みになります．しかし，項

目番号 20 と同時に項目番号 21, 22 もあてはまる場合は,いわゆる「よい子」として過剰適応している場合があり,注意が必要です.

項目番号 20 はあてはまらず,項目番号 22 があてはまる場合は,他者への関心が乏しい,特定の遊びに強いこだわりがあるなどの特徴の有無や,集団活動への適応状況を確認しましょう.また,言葉の発達や知的能力の発達が遅れている場合,本人は友達とのかかわりを求めているけれども仲間に入れていないということもあります.「1 人でいるのが好き」と決めつけていないか,本人の困り感や複数の場面について尋ねるとよいでしょう.

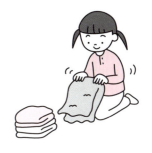

4. 生活習慣に関する設問
1) 運動,食事,歯磨き,排便などの習慣

24. 外で体を動かす遊びをしますか.
25. 朝食を毎日食べますか.
26. ふだん大人を含む家族で一緒に食事を食べますか.
27. 保護者が,毎日,仕上げ磨きをしていますか.
28. うんちをひとりでしますか.

5歳頃は,全身を使った運動がそれまでより滑らかで巧みに行えるようになり,全力で走ったり,跳んだりすることに心地よさを感じるようになります.こども自身が,挑戦してみたいと思えるように組みあわせた動きが含まれる遊びに取り組んでいくことで,「体のバランスをとる動き」「体を移動する動き」「用具などを操作する動き」がより滑らかに遂行できるようになるといわれています[32].そのため,遊具を用いた複雑な動きが含まれる遊びや,様々なルールのある遊びなど,外遊びの経験が有用です.就学に向けて,体を動かす遊びや日常生活のなかで多様な動きを自然に身につけていけるような実践が求められます.

就寝時間が遅くなると朝食を欠食する頻度が高くなるといわれており,早寝早起きや朝食摂取の習慣などは,就学に向けた生活リズムの確立に重要な要素となります.また,誰かと食事をともにする「共食」は,食習慣の確立,適切な量・質・バランスの摂取,食卓でのコミュニケーションなどにプラスに働きます[33].5歳になると食事の習慣として,箸の使い方が上達してほとんどこぼさなくなり,着席して最後まで食事をとり,食べることと話すことを調和させて食卓での会話もできるようになります.

仕上げ磨きは学童期まで必要とされています.乳歯と永久歯が混在する混合歯列期であり,歯ブラシの使い方が未熟な状態では磨き残しが生じやすく,生えたての永久歯は歯の質が弱く,う歯になりやすいなどの理由があげられます.多数の未処置のう蝕や歯

肉の腫脹は，こどものケアが不十分であるネグレクトを疑う所見です[34]．口腔ケアの状態の確認と指導を通じて，こども虐待の早期発見・早期対応につなげることが重要です．

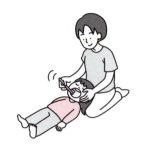

排便については，1歳半頃から大便の予告ができるようになり，2歳半になると部分的に介助することでトイレでの排泄ができるようになり，3歳の段階でパンツをとれば1人で排便でき，4歳頃に概ね自立します．紙を使って排便後の清拭をしようとする動作は2歳頃に表れはじめ，4歳半〜5歳で76%程度が可能になるとされています．排便動作の確立には，清潔・整容に関する観念の獲得や身辺動作にかかわる運動・感覚の発達が関連し，日常生活での経験の有無も大きく影響します．

基本的な生活習慣の確立は，こどもの発達のあらゆる面，特にパーソナリティの形成に重要なかかわりがあります．食事，更衣，排泄といった身辺自立や，起床，睡眠などの生活リズムを獲得していく過程において，親の指示に従って，時に反抗しながらも自分の感情や衝動を調整できるようになります．自分の力でできる身辺生活の領域をもたせることはこどもの自信となり，自主性と自尊感情を育み，将来の自立に大きな意味をもちます．

2）メディア視聴や睡眠の習慣

30. テレビやスマートフォンなどを長時間見せないようにしていますか．
31. 寝る直前にテレビや動画を観ますか．
32. お子さんの睡眠で困っていることがありますか．

これらの質問を通じてスクリーンタイム（テレビやタブレット，スマートフォンなどの電子映像接触）や健康への影響を把握します．可能であれば待合の様子などから保護者のスマートフォン利用などの状況を確認しましょう．あわせて，家族でルールを決めることや保護者がそれを守れているかなど，家庭全体の状況も聴きとるとよいでしょう．同様に，WHOやアメリカ小児科学会は，2〜5歳のこどものスクリーンタイムを1日1時間以内に制限することなどをガイドラインで推奨しています．

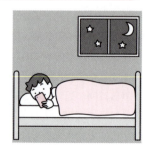

近年，メディアリテラシーも重要な健康課題になっています．メディア視聴については時間だけではなく，内容についても注意して確認しましょう．幼児は内容の良し悪しを判断することが十分にできません．暴力的であったり，人権的に問題があるような内容などについては制御するよう促しながら話を聴きましょう．偶発的にそうした場面に

表2　年齢別の推奨睡眠時間と許容睡眠時間

月齢・年齢	睡眠時間		
	許容下限	推奨	許容上限
0〜3か月	11	**14〜17**	19
4〜11か月	10	**12〜15**	18
1〜2歳	9	**11〜14**	16
3〜5歳	8	**10〜13**	14
6〜13歳	7	**9〜11**	12
14〜17歳	7	**8〜10**	11
18〜25歳	6	**7〜9**	11

（Hirshkowitz M, et al：National Sleep Foundation's sleep time duration recommendations：methodology and results summary. Sleep Health 2015；1：40-43[35]）より改変）

接した場合の対応を尋ねられたら，「悲しいね，怖いね」など感情を言語化して共有し，チャンネルを変えるなどの対応を紹介し，専門相談につなげるとよいでしょう．

こどもの推奨される睡眠時間を表2に示しました[35]．必要な睡眠時間には個人差が大きいことに注意してください．保護者からみて，こどもが元気よく活動できていると感じられるような生活リズムが重要です．

睡眠の問題についてはメディアの影響もありますが，寝室の環境や生活習慣，基礎疾患などもあわせて考慮する必要があります．どのような困り感があるか具体的に聴きとりましょう．睡眠に問題がある場合は，「大きないびきをかいたり，呼吸が止まっていることはありますか？」「口蓋扁桃肥大やアレルギー性鼻炎はありますか？」なども聴きとり，いずれかが「はい」である場合は，診察所見とあわせて耳鼻咽喉科の受診をすすめましょう．また，発達障害は睡眠障害を伴うことがあることにも留意して，他の所見とあわせて診察や専門相談につなげましょう．

5．親（主な養育者）や子育ての状況に関する設問

1）子育ての状況

36．あなたはゆったりとした気分でお子さんと過ごせる時間がありますか．

37．あなたは，お子さんに対して，育てにくさを感じていますか．

38．育てにくさを感じた時に，相談先を知っているなど，何らかの解決する方法を知っていますか．

39．子育てにおいて「もう無理」「誰か助けて」と感じたことはありますか．

40．子育てについて気軽に相談できる人やサポートしてくれる人はいますか．

育児を通じた困難感や対応状況についての質問項目です．こども・保護者の着衣など

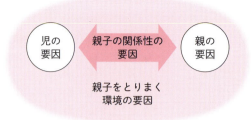

図4 「育てにくさ」の要因

の様子やこどもの身体発育および発達状態とあわせて確認していきましょう．

　子育ての過程において，保護者が何らかの育児不安を感じることは珍しくありません．しかし，近年育児中の家庭の孤立が指摘されているところであり，保護者が育児に不安や困難さを感じつつ，解消されないまま抱え込む危うさがあります．また，保護者にとって子育てが負担になったり，保護者の生活そのものを大きく乱したりする場合は，子育てに拒否的になることも想定されます．保護者が感じる育てにくさには，こどもの心身状態や発達・発育の偏り，疾病などによるもの，親の子育て経験の不足や知識不足によるもの，親の心身状態の不調などによるもの，家庭や地域など親子をとりまく環境との関係で生じるもの，あるいは支援の不足によるものなど，多面的な要素を含みます．「育てにくさ」の全体像を捉えるうえで，①こども，②親（主な養育者），③こどもと親（主な養育者）との関係，④親子をとりまく環境，の４つの側面から捉えることが有用です（図4）．「育てにくい」「もう無理」「誰か助けて」といった保護者からの発信を受け止めて，その要因を明らかにするための質問をします．

　育てにくさの概念は広く，一部には発達障害などが原因になっている場合があります．知的発達症，精神・行動の問題，行動障害のあるこどもは不適切なケアを受ける危険性が高いとの報告もあります．他方で，育児に取り組む保護者自身に発達障害があり，育児困難に陥っている場合もあります．育てにくさを感じた時に相談先を知らないと回答した場合には，市区町村の実情に応じて，こども家庭センターや母子保健あるいは住所地の地区担当の保健師などを紹介します．また，困り感に対して専門相談を通じて適切な保健・福祉サービスにつなげるようにしましょう．

36．あなたはゆったりとした気分でお子さんと過ごせる時間がありますか．（再掲）
42．現在の暮らしの経済的状況を総合的にみて，どう感じていますか．

　これらの質問には，育児以外の様々な要因が関連します．健やか親子21の中間評価では，こどもの年齢が高くなるほど，「ゆったりとした気分」でこどもと過ごせる母親が減少する傾向が指摘されており，「ゆったりとした気分」で過ごせない場合には，父

親の育児参加が少ない家庭や子どもに育てにくさを感じている保護者が含まれると推察されています[36]．また，経済的な困窮はこどもの健康に大きな影響を及ぼすこともよく知られています．しかし，貧困状態があったとしても保護者にコミュニケーションの苦手さがあり，率直に「助けて」といえず，むしろ困った保護者という印象を与えていることもあります．健診後カンファレンスでは，問診中に感じた違和感な

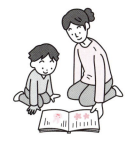

どを共有し，スタッフそれぞれが感じた点を出しあうことで家庭における困難な状況が見えてくることもあります．国の調査によると，ひとり親家庭が離婚した時の末子の平均年齢は，母子家庭の場合 4.3 歳，父子家庭の場合 6.1 歳で，ひとり親世帯（特に母子世帯）は就業率が高いにもかかわらず平均年間就労収入が一般世帯と比べて低い状態にあります[37]．3 歳児健診以降の世帯状況の変化についても 5 歳児健診の機会に確認しましょう．

これらの項目は，地方公共団体の子育て支援策や経済対策などの幅広い環境整備が関与する内容でもあり，事業評価をふまえた総合的な支援策の充実につなげることも重要です．

43. お子さんが大人同士のけんかや暴力を目撃することはありますか．
44. この数か月の間に，ご家庭で以下のことがありましたか．あてはまるものすべてに○を付けて下さい．
    ・しつけのし過ぎがあった
    ・感情的に叩いた
    ・乳幼児だけを家に残して外出した
    ・長時間食事を与えなかった
    ・感情的な言葉で怒鳴った
    ・いずれも該当しない

いずれも「いいえ」と回答し，直接的なサインを出していない場合でも，こどもの身なりや発育状況の観察，生活習慣に関する質問項目を通じて，こどものケアが行き届いているかどうか評価しましょう．

児童虐待の状況にありながらも健診を受診する親には，ネグレクトでこどもの状態に気づかない，こどもに関心がない場合があります．また，身体的虐待で明らかな傷があるのに受診する場合には，支援者の誰かに気づいてほしいという SOS である可能性があります．明白な虐待の場合は児童福祉機関に通告が必要となりますが，疑いの場合は保護者の認識の有無にかかわらず，育児困難がベースにあると捉えて親支援としてのかかわりを検討する必要があり，状態に応じて要保護児童対策地域協議会の対応対象とし

ます．児童虐待発見時に一律の対応がとれるように，健診の実施計画のなかにハイリスク者の事前の情報共有や，疑いを含めた児童虐待発見時の対応の取り決めなどを含めるようにします．

2）親（主な養育者）の状況

> 33．現在，お子さんのお母さんは喫煙をしていますか．
> 34．現在，お子さんのお父さん（パートナー）は喫煙をしていますか．
> 35．あなたご自身の睡眠で困っていることはありますか．

保護者の生活習慣や健康状態に関する質問です．気になる状態があれば，こどもの健康状態に大きな影響を与えることを説明し，生活習慣の改善や健康不安に対する保健指導や専門相談につなげるとよいでしょう．

安定した子育てには，保護者が休養を確保することも重要です．保護者が自身の心身の健康も気遣えるように，家庭環境や子育て支援者の有無，保育サービスの活用状況などもあわせて聴きとりましょう．ゆとりのある子育ては児童虐待の防止にもつながります．

育児環境や保護者の心配事について，問診票を参考にしながら，必要に応じてさらに聴きとりを行ったうえで健康診査票（図3）に記入し，子育て支援の必要性を判定します．

6．事故予防

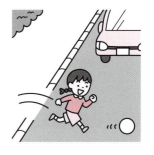

5歳頃は興味をもって外で遊ぶことも増えてきますが，危険を予知する能力が乏しく，飛び出しなどの事故が生じうることから，まだ大人の監視が必要な時期です．この頃には交通ルールを理解できるようになってきますので，保護者だけでなくこども本人に交通ルールに対する理解状況を確認するとよいでしょう．また，チャイルドシートの着用率をみると，5歳児は他の年齢層と比べて低くなっています[38]．健診の機会を活かして，事故予防について保護者に伝えるようにしましょう．

7．SDQ

子どもの強さと困難さアンケート（Strengths and Difficulties Questionnaire：SDQ）は，こどもの情緒や行動を評価するためのアンケートです．イギリスで開発されたスクリーニング尺度[39]で，世界各国で使用されており，日本語に翻訳されたものも公開されています[40]．

アンケートの内容は，困難さと強みに関する25項目の質問で構成されています．困難さについては，情緒，行為，多動/不注意，仲間関係に関する質問が5項目ずつあります．また，強みとして，協調性や共感性などの向社会的な行動に関する質問が5項目

あります．採点は,「あてはまらない」0点,「ややあてはまる」1点,「あてはまる」2点として評価し,困難さの4カテゴリーの合計得点が高いほど支援の必要性があることを示します．強みの項目は得点が高いほど向社会性があると解釈できます．ただし,強みの得点が高くても本人に困り感があることもありますので,得点だけで判断せず,問診や診察などの所見とあわせて総合的に判断することが重要です．

　これを5歳児健診で活用することも有効です．例えば保護者などに記載してもらうことで,こどもの特性をよりよく把握することができます．なお,SDQを公開しているウェブサイトの著作権表示には,アンケート用紙の文言を修正してはならないと記載されています[41]．ダウンロードしたものを一字一句変更せず,そのまま使用しましょう．

（小倉加恵子）

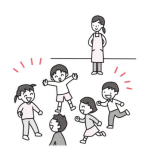

02 診察

☞ Check on the WEB ≫ 参考になる動画 ─────▶

5歳児健診ポータル：動画で分かる！5歳児健診 ▶ 診察

🎀 5歳児健康診査票の診察所見

　令和5年（2023年）12月28日付で，こども家庭庁成育局母子保健課より，都道府県・市町村・特別区の母子保健主幹部（局）長あてに，「1か月児及び5歳児健康診査支援事業について」という事務連絡が発出されました[24]．それは，1か月児健診を個別健診として，5歳児健診を悉皆の集団健診として行う際に公的予算が配分されることになったこと，実施にあたっては新しく定めた問診票と健康診査票（図1）を使用することを関係団体に周知し，適正かつ円滑な実施を促すものでした[24]．

　この発令を受ける形で，『5歳児健康診査マニュアル』[29]が作成されました．この冊子は令和6年（2024年）3月末に，全国の都道府県・市町村・特別区の母子保健主幹部（局）へ送付されました．

　この『5歳児健康診査マニュアル』では，小児科を専門とする医師あるいは小児の発達に精通した医師に限らず，広く一般の医師が参加できるような診察項目としています．また，発達障害が疑われるこどもへの気づきだけを目的とせず，就学を前にした時期の幼児の基本的生活習慣を保護者とともに確認することもあわせて目的としているのが特徴です．

　『5歳児健康診査マニュアル』では，医師の診察所見として，（1）身体的発育異常，（2）運動機能異常，（3）感覚器・その他異常，（4）理解に関する課題，（5）皮膚の異常，（6）情緒・行動について，（7）こどもの遊びについて，（8）生活習慣について，の8項目があげられています[29]．以下にそれぞれについて解説します．

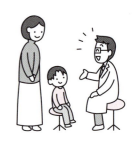

５歳児健康診査票

受診日　令和　　年　　月　　日

身体測定

身長	体重	カウプ指数	肥満度
cm	kg		%

診察所見

1 身体的発育異常

2 運動機能異常　　粗大運動・微細運動等

3 感覚器・その他の異常　　　　無・有
- ア 目の異常（眼位・視力等）
- イ 目の異常（聞こえにくい）
- ウ 発音不明瞭
- エ その他（いびき・無呼吸等）

4 皮膚の異常
- ア 湿疹・アトピー性皮膚炎・あざ
- イ その他

5 理解に関する課題　　　無・有
　しりとり・じゃんけん等

6 情緒・行動
- ア 情緒の問題（不安・恐れ等）
- イ 行為の問題（かんしゃく等）
- ウ 多動/不注意
- エ 仲間関係の問題

7 こどもの遊び　　外遊び等の体を使う遊び
- ア 適切・不適切

8 生活習慣
- ア 食事の問題
- イ 歯磨きの問題
- ウ 排便の問題

判定

1 異常なし　2 既医療　3 要紹介（要精密・要治療）　5 要経過観察
- [医療]　1 医療　2 既医療　3 要紹介する問題　5 要経過観察
- [福祉等]　4 既療育　5 養育環境

紹介先

診察医名

5 健康の社会的決定要因
- ア 経済的困窮
- イ 家族内の喫煙
- ウ 家族内不和
- エ その他

育児環境等

1 メディア視聴の問題
2 睡眠に関する問題
3 事故予防に関する問題
4 養育環境
5 子育てでの不安・疲弊
6 過度のしつけ、不適切な関わり

無・有（　　　　　　　　）

心配事　　無・有（　　　　　　　　）

子育て支援の必要性の判定
1 特に問題なし　2 保健師による支援が必要
3 その他の支援が必要（　　　　　　　　）

判定者

記事（要紹介となった場合の結果等）

図1　5歳児健康診査票

〔こども家庭庁成育局母子保健課：1か月児及び5歳児健康診査支援事業について（令和5年12月28日）[24] より改変〕

身体発育異常

> **POINT**
> ・保健師が身体計測をして，必ずグラフ上にプロットします．
> ・医師はグラフにプロットしてあることを確認します．
> ・平成12年度の発育曲線を使います．

①診察

身体発育の診察では，保健師が測定した身長，体重の値が，発育曲線上にプロットしてあるかを確認します．自治体によっては測定値を数字のまま記載しているところがありますが，『5歳児健康診査マニュアル』[29]には，必ずグラフにプロットすることと記されています．数値のままの記載となっている場合は，修正を依頼します．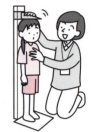

また，発育曲線は平成12年（2000年）度のものを使うこととなっています（p.116〜118参照）．母子健康手帳に記されている発育曲線は平成22年（2010年）度のものを使用している自治体が多く，5歳児健診での発育曲線とは異なっているため，注意します．

②所見

身体発育異常の所見とするのは，表1の3点です．病的な低身長，るい痩，高身長，肥満のスクリーニングとなります．特に❸は発育の変化を見逃さないという意味で重要です．

体重や身長の増加がなく停滞している場合には，3歳以降に顕在化する成長ホルモン分泌不全性低身長症あるいは不適切な養育（こども虐待，愛情剥奪症候群など）を疑う必要があります．

③判定

表1の所見がある場合は，「様子をみましょう」とせず，直ちに医療機関（小児科）を紹介してください．

例外として，両親あるいは両親のどちらかのルーツが日本でない場合があります．特

表1 身体発育異常の所見

❶体重，身長グラフのいずれかまたは両方が97パーセンタイルを超えている
❷体重，身長グラフのいずれかまたは両方が3パーセンタイルを下回っている
❸前回の測定（3歳児健診時など）から，グラフの2つの線を越えて増加している，あるいは体重，身長の増加がなく停滞している

に東アジアでない場合は違いが顕著です．この場合は，表1の❶，❷の判定が困難なことがあるため，❸の成長の変化に着目して，特に発育が停滞している場合は直ちに医療機関を紹介してください．

運動機能異常

> **POINT**
> - 運動障害（麻痺）の有無を調べるのではなく，協調運動の発達をみる項目です．
> - 協調運動の遅れは，全体的な発達の遅れの徴候である場合や，全体の遅れは目立たず協調運動に特に顕著な遅れがある場合があります．

①診察
運動機能異常の診察は，片足立ちと母指と示指による指の連続タッピングを，左右片方ずつ順に行います．

②所見
各課題での所見を表2に示します．いずれも運動麻痺というよりも，上下肢の協調運動を診る項目です．

片足で立って身体のバランスを保つ，くり返しの指運動をリズムよく行うためには，筋肉の発達に加えて，脳の成熟が必要です．全体的な発達の遅れがある場合や協調運動に特に遅れが目立つ場合に，表2の所見がみられます．

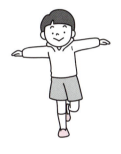

③判定
表2のいずれかの所見があったら，療育相談あるいは心理発達相談を紹介します．

療育相談は，近隣の児童発達支援センター（あるいは児童発達支援施設）の作業療法士や理学療法士が担当していることがあります．心理発達相談は，心理士が担当しており，場合によっては必要な心理検査を実施してくれることがあります．

表2 運動機能異常の所見

課題	所見
片足立ち	・5秒以上できない（左右ともに） ・著しい左右差がある（片方は正常であるが，反対側は全くできないなど）
母指と示指のタッピング	・リズムよくできない（左右ともに） ・著しい左右差がある（片方は正常であるが，反対側は全くできないなど）

感覚器・その他の異常

1. 眼・視力

POINT

・以下の 1) 2) に該当する場合には，速やかに眼科を紹介します．

1) 問診票の 7 番が「はい」となっている子

2) 3 歳児健診の視覚検査で要精密検査と判定されたが，それを受けていない子

①診察する対象

問診票の 7 番「目のことで気になる症状はありますか」で「はい」にチェックがしてある場合と，3 歳児健診の視覚検査で要精密検査と判定されたにもかかわらず精密検査を受けていない場合が対象となります．医師がこれらについて確認し，該当していれば速やかに眼科を紹介します．

上記以外に問診にて気になることがあれば，次に記す診察を行います．

②診察

眼および視力の診察については，『5 歳児健康診査マニュアル』[29] の 20 ページに記載されています．さらに詳しい診察手順については，『改訂版乳幼児健康診査身体診察マニュアル』[42] に記載がありますので，それに準拠して診察します．以下に概略を記します．

まずは視診を行います．ペンライトを使用して瞳孔反応をみます．続いて外眼部・前眼部を注意深く診察します．表 3 に示した所見があれば，それぞれに対応した眼疾患が疑われます[42]．ただし，先天性の疾患はほとんどが 5 歳までに発見されています．

次に固視検査を行います．ペンライトを見るように指示し，固視と追視の様子を観察します．片眼性の疾患の場合，よいほうの目で見ているため異常に気づきにくいので，必ず片眼ずつ交互に手で隠して，左右の固視や追視に差異がないか観察することが重要

表 3　眼疾患を疑う異常所見

異常所見	眼疾患
白色瞳孔	網膜芽細胞腫，網膜硝子体疾患，網膜剝離，硝子体出血，眼内炎
羞明・流涙・充血	先天緑内障，前眼部形成不全，睫毛内反，眼内炎
角膜混濁	先天緑内障，分娩時外傷，角膜デルモイド，前眼部形成不全
眼球・角膜の左右差	先天緑内障（大きい），小眼球・小角膜（小さい）
眼瞼の異常	眼瞼下垂，動眼神経麻痺，眼瞼欠損，小眼球
瞳孔の形の異常	先天無虹彩，前眼部形成不全，瞳孔膜遺残
瞳孔領白濁	先天白内障

（国立成育医療研究センター：改訂版乳幼児健康診査 身体診察マニュアル[42]）

a　嫌悪反応

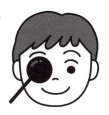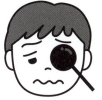

左眼を隠したときだけ嫌がる

b　片眼の斜視

左眼（斜視でないほうの眼）を遮閉すると
右眼では固視できず眼球が揺れる

図2　片眼性眼疾患の検出（右眼に疾患がある場合）
（国立成育医療研究センター：改訂版乳幼児健康診査 身体診察マニュアル[42]より改変）

です．

　一眼を隠した時だけ嫌がるしぐさ（嫌悪反応）がみられる場合や（図2-a），一眼だけが常に斜視で，斜視でないほうの眼を遮閉すると，他眼では固視できずに視線が定まらない場合（図2-b）には，他眼に重症眼疾患がある可能性が高いと考えられます[42]．

　続いて眼位検査を行います．ペンライトを両眼にあてて角膜からの反射を観察します．左右眼ともに瞳孔の中心に反射光が観察されれば正位であり，顕性斜視はないと判断されます．反射光が瞳孔中心からずれていれば内，外，上，下斜視が疑われます（図3-Step 1：角膜反射法）[42]．

　次に，片眼ずつ遮閉して他眼の動きを観察します．他眼の位置ずれが起これば斜視と判定できます（図3-Step 2：遮閉試験）[42]．内眼角贅皮のために内側の白目（強膜）が隠れて，見かけ上の内斜視（仮性内斜視）を呈することがあります．角膜反射法と遮閉試験を行えば真の斜視かどうか判別することができます．

③判定

　上記に示した所見があれば，直ちに眼科を紹介します．

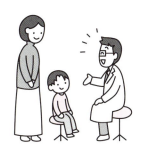

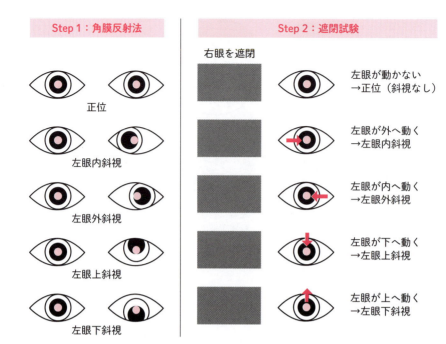

図3 眼位検査（左眼斜視の検出）
（国立成育医療研究センター：改訂版乳幼児健康診査 身体診察マニュアル[42]）より改変）

2．聴力，構音

> **POINT**
> ・問診票の6番が「いいえ」となっている子に対して，口腔内の診察を行います．
> ・問診票の8番が「はい」となっている子に対して，聴力の診察を行います．
> ・上記のいずれにも該当しない場合には，保護者に再確認を行うこととし，診察はしません．

①診察する対象

　問診票6番「はっきりした発音で話ができますか（カ行・サ行がタ行に置き換わったり，不明瞭な発音がありませんか）」に対して「いいえ」の回答があった場合に，「いいえ」という回答がはっきりした発音で話ができないという意味であることを確認したうえで診察を行います．

②診察

　高音域の聞こえが不良な場合には，カ行・サ行音が不明瞭になることがあります．子音の発音のチェックとして，次の例文をこどもに言わせてみて，カ行音がタ行音へ置換

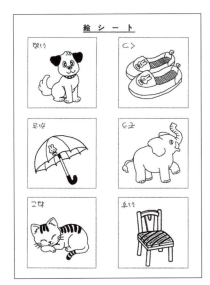

図4 ささやき声検査で用いられる絵シート
(厚生省児童家庭局母子保健課長：乳幼児に対する健康診査について[43])

しているかをチェックします．
「キリンは首が長くて，高い木の葉っぱを食べます」
不明瞭な発音がある時は，舌を唇よりも前方に出させて，舌の真ん中の先端がくびれてハート形に見えるかどうかを調べます．くびれていれば舌小帯短縮症が疑われます．
また，大きな口を開けてもらって「アー」や「エー」と大きな声を出すように指示をします．その発声時に軟口蓋および口蓋垂が挙上するかをみます．挙上がほとんどない場合は粘膜下口蓋裂が疑われます．

③診察する対象
問診票8番「聞き間違いが多いですか」に対して「はい」の回答があった場合に，聴力の診察をします．

④診察
聞き間違いが多いのが，不注意ではなく聴力の問題であることを確認します．高度難聴はすでに見つかっていると思われるので，ここでは軽度から中等度の難聴を意識して下記のような問診をするとよいでしょう．
「ざわざわした場所で聞き返しが多くなりますか？」
難聴が疑われる場合には，ささやき声検査にて聞き返しや間違いが多いかどうかを調べます．ささやき声検査は，絵シート（図4）を用いて行います[43]．静かな部屋でこどもとは1mくらいの距離をとります．絵シート（図4）[43]を，こどもに対して絵が正立に

なる向きでテーブルに置きます．検査者は口元を隠しながらささやき声で絵の名称を読みあげ，こどもにその絵を指差しさせます．3つの絵で聞こえを確認します．日本耳鼻咽喉科頭頸部外科学会のYouTube公式チャンネルで実際の様子を見ることができます．

☞ Check on the WEB 》》 参考になる動画 ─────────▶

日本耳鼻咽喉科頭頸部外科学会YouTube公式チャンネル：
　　　　きこえのチェックやってみよう　ささやき声検査

⑤判定

　上記の診察で所見があれば，耳鼻咽喉科を紹介します．

 皮膚の異常

> **POINT**
> ・アトピー性皮膚炎などの湿疹の有無をみます．
> ・皮膚や頭髪の著しい汚れがないかをチェックします．

①診察

　身体の皮膚を視診します．肘や膝の裏側，首周囲などがアトピー性皮膚炎の好発部位なので，注意して視診をします．

　皮膚や頭髪に著しい汚れや汗のにおいなどがないかを診察します．皮膚や頭髪の不清潔な所見はこども虐待の徴候です．打撲痕や丸いやけどの跡（タバコの火を押し当ててできる）は，内股や下着に隠れた部位にみられることがあります．ただし，プライベートゾーンの視診は，本人や保護者の承諾を得たうえで行うことが推奨されます．

②所見

　円形の赤い湿疹や苔癬化した状態の皮膚所見がみられた場合にはアトピー性皮膚炎を疑います．

　垢で皮膚が汚れていたり，頭髪がべとついていて汗のにおいがするなどの所見があれば，こども虐待を疑います．

③判定

　アトピー性皮膚炎が疑われる場合には，皮膚科を紹介します．こども虐待を疑う所見がある時は小児科を紹介するとともに，健診後カンファレンスで多職種の情報を集約し，緊急度を判断します．

理解に関する課題

> **POINT**
> ・日常的な会話が成立することを確認します．
> ・じゃんけんの勝ち負けが正しく理解できることを確認します．
> ・しりとりのルールを正しく理解していることを確認します．

①診察

まずは日常的な会話でやりとりが成立することを確認します．こどもの名前や年齢，保育所や幼稚園の名前，所属する組の名前，担当している先生の名前など，こどもにとって日常的なことを尋ね，適切に回答できることを確認します．

次にじゃんけんを行い，その勝ち負けを尋ねて，勝ち負けが判断できるかを確認します．3回実施します．

続いてしりとり遊びをします．医師からはじめるようにして，「し・り・と・り」と言った後に，こどもに続けて言うように促します．3往復行います．

②所見

前述のような日常的な質問に対して，適切に答えられない場合は，会話が成立しないという所見となります．全く答えられない場合や会話がかみあわない場合（園の名前を尋ねているのに，それには答えずに園に行く途中の道路が工事中で，ショベルカーがいたことを話すなど）があります．上手に話すことはできても，自分の興味があることを一方的に話す場合も所見とします．

じゃんけんの勝ち負けの判定が3回連続して正しくできない場合に所見ありと判定します．

しりとりのルール（最後の音を言葉の頭にもってくる）が理解できない場合や，ルールは理解できても言葉が浮かんでこなくて3往復続かない場合に所見ありと判定します（「ん」で終わる言葉を選んだ場合には，「ん」で終わる言葉は選ばないように教示して，再検します）．

③判定

会話が成立しない，じゃんけんの勝ち負けがわからない，しりとりができない，のいずれかに該当した場合には，療育相談あるいは心理発達相談を紹介します．

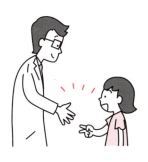

🌱 情緒・行動

> **POINT**
> ・問診票の該当項目の記載に問題があれば，保護者に確認し，心配や困り感について尋ねます．
> ・保護者から聴きとった内容と，診察での様子をあわせて所見を判定します．

①診察

　情緒や行動の診察では，問診票を重視します（**表 4**）[24]．問診票 12〜22 番に問題がない場合にはすべて左側にチェックがあります．保護者が心配している項目だけが右側にチェックがあるため，それを保護者に確認することが診察の第一歩となります．続いて，その項目による心配や困り感の程度や頻度を尋ねます．

　ここまでの診察で，落ち着きの様子や指示の入りやすさなどを観察しておきます．

②所見

　所見とする基準は明確には決まっていませんが，例えばかんしゃくであれば，家庭や園での活動を続けるのに支障が出る程度を目安としてください．

　多動は，ここまでの診察で椅子にじっと座ることができない場合や，何度も椅子に座るよう指示が必要な場合に所見になります．

　不注意は，ここまでの診察で何度も聞き返しがある場合に所見になります．

　仲間関係や社会性は，園で友達と一緒に遊べているかを目安にするとよいでしょう．

表 4　情緒・行動に関連する問診項目

問診票の項目	尋ねている内容
12.　カッとなったり，かんしゃくをおこしたりする事がよくありますか. 13.　注意しても全く聞かないですか.	かんしゃくなど育てにくさ
14.　長い時間でも，落ち着いてじっとしていることができますか. 15.　すぐに気が散りやすく，注意を集中できないですか. 16.　順番を待つことが出来ますか.	落ち着きのなさや衝動性
17.　ルールに従って遊ぶことが苦手ですか. 18.　生活や遊びの中で特定の物や動作にこだわりが強いと感じますか. 19.　集団生活では，友達と一緒に遊んだり，行動することができますか. 22.　一人でいるのが好きで，一人で遊ぶことが多いですか.	社会性やこだわり
20.　自分からすすんでよく他人を手伝いますか.（親・先生・こどもたちなど）	向社会性
21.　頭がいたい，お腹がいたい，気持ちが悪いなどと，よく訴えますか.	心気性

〔こども家庭庁成育局母子保健課：1 か月児及び 5 歳児健康診査支援事業について（令和 5 年 12 月 28 日）[24] をもとに作成〕

表5 こどもの遊びに関連する問診項目

問診票の項目	尋ねている内容
23. 友達と協力しあう遊びができますか．（砂で一つの山を作るなど）	こどもの遊び
24. 外で体を動かす遊びをしますか．	
30. テレビやスマートフォンなどを長時間見せないようにしていますか．	メディアの使い方
31. 寝る直前にテレビや動画を観ますか．	

〔こども家庭庁成育局母子保健課：1か月児及び5歳児健康診査支援事業について（令和5年12月28日）[24]をもとに作成〕

③判定

多動や不注意，かんしゃくが多いといった所見があれば，療育相談あるいは心理発達相談を紹介します．

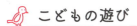
こどもの遊び

POINT
・問診票の該当項目の記載に問題があれば，保護者に確認します．

①診察

問診票の結果をチェックします（表5）[24]．23番，24番の右側にチェックがあれば，保護者にその心配の有無を確認します．さらに，メディアの使い方について尋ねる問診票30番，31番があります．右側にチェックがあるかどうかを確認します．

②所見

問診票の23番，24番の右側にチェックがあり，保護者が心配している場合に所見ありと判断します．また，問診票30番，31番の右側にチェックがある場合にも，メディアリテラシーに懸念があると判断します．

③判定

こどもの身体を使った外遊びの重要性について，またメディアの適切な活用について知ってもらうため，子育て相談を紹介します．

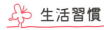
生活習慣

POINT
・問診票の該当項目の記載に問題があれば，保護者に確認します．

表6 生活習慣に関連する問診項目

問診票の項目	尋ねている内容
25. 朝食を毎日食べますか.	食事
26. ふだん大人を含む家族で一緒に食事を食べますか.	
27. 保護者が,毎日,仕上げ磨きをしていますか.	歯磨き
28. うんちをひとりでしますか.	排泄

〔こども家庭庁成育局母子保健課:1か月児及び5歳児健康診査支援事業について(令和5年12月28日)[24]をもとに作成〕

①診察

問診票の結果をチェックします(表6)[24]．25番,26番,28番を確認し,右側にチェックがある場合には,保護者に当該項目についてその頻度を尋ねます．

歯磨きでは,問診票の27番でこどもが磨いた後に保護者が仕上げ磨きをしているかどうかを確認します．それ以外であれば,どんな状態での歯磨きであるか確認します．

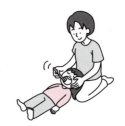

②所見

問診票25番,26番,28番の右側にチェックがあり,その頻度が高い場合に所見となります．歯磨きでは問診票の27番でこどもが磨いた後に保護者が仕上げ磨きをしていなければ所見となります．

③判定

生活習慣について子育て相談を紹介します．

以上の医師による診察での判定以外に,メディア視聴の問題や睡眠に関する問題,事故予防などに関する問診や質問によって,保健師などが育児環境の判定も行います[29]．最終的には医師の診察所見による判定と保健師などによる育児環境の判定,この2つの判定をあわせて総合的に,その家庭に対する育児支援の必要性の最終的な判断を行います[29]．

（小枝達也）

第3章●やってみよう 5歳児健診

03 | 所見を保護者と共有するための質問

POINT

・健診では診察所見を伝えても，納得しない保護者がいます．
・その場合，家庭でも同様の状態であることを保護者と共有するとよいでしょう．

　02　診察（p.44）の医師の診察によって，言語発達，認知発達，情緒・行動に所見が認められた場合には，専門相談として療育相談や心理発達相談を紹介することになりますが，保護者がすんなりと受け入れてくれるとは限りません．

　拒否する場合は，「たった5分の診察でわが子の何がわかるというのか？」というのが親の本音でしょう．やむをえないことだと思います．

　一方で，診察の所見は医師としての専門性にかけて判断するのですから，親が受け入れなくても所見は所見なのです．こうした医師と保護者の認識のギャップを埋めるためには，診察室で医師が判断した所見が，家庭や園など診察室以外でも同様に認められるかどうかを，表のような質問を使って保護者と確認することを推奨します[44]．

　言葉の発達や理解力が遅れていると感じたら，表-❶の質問をするとよいでしょう．対人関係が苦手だと感じたら，表-❷の質問を，落ち着きがなく，衝動的である，あるいは不注意が目立つと感じたら，表-❸の質問をします．

　こうした質問は，何個該当したらどういった障害が疑わしいといったスクリーニングとして使うためのものではありません．診察で所見と判断したことが，診察の場面に限定されているわけではないことを保護者と確認しあうためのものです．

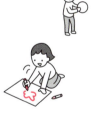

　診察で，「落ち着きがないな」と感じたら，保護者から家庭での様子を聴きとり，診察という限定的な場面で出現した行動なのか，日常的にみられる行動なのかを確認します．たまたま診察時にだけ出現したということもありえますが，日常的に落ち着きがなく，実は保護者も心配していたということがはっきりするほうが多いでしょう．こうすることによって保護者と気づきの共有ができますし，次の専門相談への紹介がやりやすくなります．

　こうした認識の共有をはかっても，認めない保護者，認めたがらない保護者はいま

表　所見を保護者と共有するための質問の例

❶発達が遅いと感じた時	1. 今日，答えられなかったのは，たまたまですか？ 2. 言葉の発達が少し遅いと感じられたことはありませんか？ 3. お母さんの指示がピンときていないことはありませんか？ 4. 保育所（幼稚園）で，みんなに出した指示が理解できていますか？ 5. ルールの理解が遅いと感じますか？ 6. 会話をしていて，ずれると思ったことがありますか？
❷社会性に課題があると 感じた時	1. 大人びた話し方や言葉を使いますか？ 2. 人が気にしていることを無頓着に言ったりしますか？ 3. 親に対しても，丁寧な言葉を使いますか？ 4. とても早い時期からひらがなや数字が読めましたか？ 5. 自分流の決め事をつくりやすいですか？ 6. 1人遊びが多いですか？ 7. こだわりは強くないですか？ 8. 図鑑やカタログ，ロゴなどを非常に好みますか？ 9. とても好む感覚や遊びなどがありますか？ 10. とても不安がったり，怖がったりする感覚などがありますか？
❸落ち着きがないと感じ た時	1. 落ち着きがないと思いますか？ 2. 思いついたらやらずにいられない，といった感じの行動が目立ちますか？ 3. 10分くらいなら静かに座っていることができますか？ 4. 人の話を聞いていないことが多いですか？ 5. 順番が待てないことが多いですか？ 6. はじめての場所や人でも平気ですか？ 7. よくしゃべりますか？

例文のため，適当に使い分けること

す．その場合，この診察室での所見は所見として伝え，心配になったら相談に来るよう案内します．保護者が受け入れないからといって，自分が判断した所見をなかったことにして「家で大丈夫なら，心配ないでしょう」と安易に妥協することはおすすめできません．医師の所見を伝えることで，いまは専門相談に行くことを拒否していても，時間の経過とともに相談に来所されることもあります．医師の所見を伝えることが，保護者の次の行動につながる可能性があるのです．

（小枝達也）

第3章 ● やってみよう 5歳児健診

04 　判　定

POINT

- 5歳児健診では，医師の所見による判定と，多職種による子育て支援の必要性の判定の2つが行われます．
- 医師の所見による判定の種類は，「異常なし」「既医療」「要紹介（要精密）」「要紹介（要治療）」「既療育」「要経過観察」です．
- 子育て支援の必要性の判定の種類は，「特に問題なし」「保健師による支援が必要」「その他の支援が必要」です．
- 医師のみ，保健師のみの判定ではなく，多職種による健診後カンファレンスで判定がなされると，より適切な支援をはじめることができます．
- 「様子をみましょう」と言って終わることは絶対に避けます．半分弱のこどもで何らかの課題が見出されるとの報告もあり，何らかの助言を行うことをおすすめします．

☞ Check on the WEB 　参考になる動画

5歳児健診ポータル：動画で分かる！5歳児健診 ▶ 診察 ▶ 判定
　　　　　　　　　　　　　　　　　　　　▶ 健診後カンファレンス

　5歳児健診での判定は，①医師の所見による判定，②多職種による子育て支援の必要性の判定，の2つからなります．それぞれ5歳児健康診査票（図）[24] の該当箇所に記載し，健診後にどのようにフォローするのかを明確にします．

🌱 医師の所見による判定

　医師は診察による所見に基づいて判定を行い，5歳児健康診査票（図）[24] に記載します．

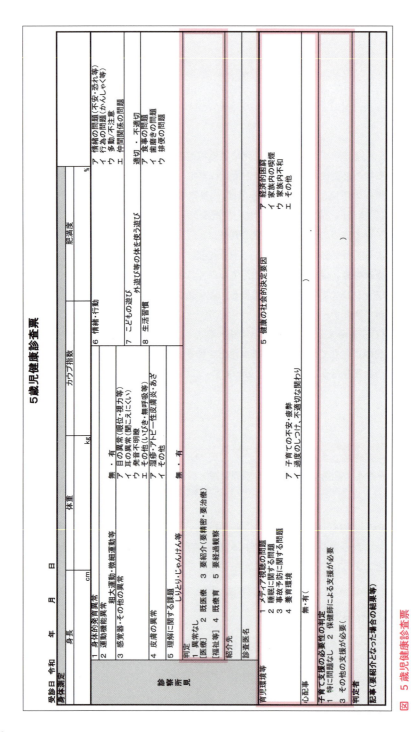

図 5歳児健康診査票
【こども家庭庁成育局母子保健課：1か月児及び5歳児健康診査支援事業について（令和5年12月28日）[24] より改変】

1. 判定の種類

①異常なし

②既医療

すでに指摘事項について医療機関にかかっている場合が該当します．

③要紹介（要精密）

疾患が疑われる場合に医療機関を紹介します．これに該当する場合には，疑い病名を告げるよりも，医師としての見立て（所見）とその意味を伝えて，医療機関を紹介することを伝えるとよいでしょう．

④要紹介（要治療）

診察で疾患があり，治療が必要であると判断した場合や，保護者からすでに診断を受けているが未治療であると情報提供があった場合が該当します．これに該当する場合も医師としての見立て（所見）とその意味を伝えて，医療機関を紹介することを伝えるとよいでしょう．

⑤既療育

すでに療育機関に通っている場合が該当します．

⑥要経過観察

何らかの所見があり，異常なしとはいえないが，直ちに「要紹介」と判断する程度でもない場合が該当します．大分県竹田市の5歳児健診（2007〜2014年）の結果をまとめた報告では，43％のこどもが要経過観察と判定されています[45]．

ここで単に「様子をみましょう」と言って終わることは絶対に避けます．何もしないのでなく，医師としての所見を伝え，経過観察の期間にどうしたらよいかという情報を提供することが最も重要です．この経過観察の手段として専門職種・施設への相談〔第4章（p.74）参照〕を紹介するとよいでしょう．この場合でも医療機関を紹介するのと同じく，疑い病名を告げるよりも，医師としての見立て（所見）とその意味を伝えて，「解決の手立てを知るために専門職に相談してみましょう」と伝えることをおすすめします．そして，その見立て（所見）を記載しましょう．特に，健診後カンファレンスに健診医が参加できない場合はその記載が重要になります．

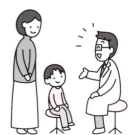

2. 対応が必要な例

医療機関や療育などの関係機関への紹介を検討するにあたっては，個々のこどもの支援の必要性に加えて，地域のリソースなどもふまえた対応を行うことが重要です．

以下に対応が必要な例を示します．

①要紹介（要精密）の例

- 身体発育・運動機能の診察で該当する所見がある場合〔02　診察（p.44）参照〕

- 目や耳に関する問診や診察で該当する項目がある場合
- いびきや睡眠時の無呼吸を保護者が心配している場合
- 情緒・行動の項目で理解に関する項目に該当する所見があり，その程度が顕著な場合，すでに十分な福祉などの支援がなされているにもかかわらず改善がみられない場合，保護者の心配が強い場合
- 3歳児健診までに何らかの要精密の指摘を受けていたにもかかわらず医療機関を未受診で，かつ現在もその所見が継続している場合

②要紹介（要治療）の例
- 皮膚に湿疹などの所見があり，治療を要する場合
- 視覚や聴覚の異常が指摘されているにもかかわらず，未治療の場合
- 情緒・行動の項目で異常が指摘されているにもかかわらず，未治療の場合

③要経過観察の例
- 何らかの所見があるが，専門相談にて解決することが期待できる場合

　要経過観察と判定した場合は，専門相談を紹介するとよいでしょう．専門相談には子育て相談，栄養相談，心理発達相談，療育相談，教育相談，医療相談などがあります．保護者の様々な心配事に対応するには，専門相談が役立ちますので，診察所見の内容に応じて専門相談を紹介しましょう〔第4章02　専門相談の実際（p.78）参照〕．

子育て支援の必要性の判定

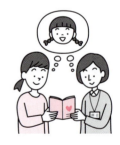

　医師の診察による判定以外に，多職種による子育て支援の必要性に関する判定があります．診察後，保護者が会場を出るまでの時間に，保健師による「まとめ，振り返りの面談」があるとよいでしょう．そこで保護者がどのような受け止めをしたかを聴くことができますし，診察の際には訴えが出なくても，この時間に，保健師に心配事を訴える保護者は少なくありません．専門相談のうち，「子育て相談」は保健師が担当することが多いと予想されますので，その時間を活用することもできます．

　5歳児健康診査票（図）[24)]には，「育児環境等」「心配事」という記載欄があります．問診やまとめの時間で聞き出した内容をここに記載しましょう．

1. 判定の種類
①特に問題なし

　医師が「異常なし」と判定し，保健師が「育児環境等」「心配事」にも記載することがなく，かつ健診後カンファレンスでも多職種から特段の懸念が出なかった場合が該当します．

医師が「要紹介」「要経過観察」と判定したこどもの場合，「子育て支援の必要性の判定」で「特に問題なし」とすることはおすすめしません．

　「特に問題なし」と判定されたこどもでも，保護者には「就学までに懸念点が生じた場合はいつでも連絡をしてください」と添えます．

②**保健師による支援が必要**

　医師が「既医療」「要紹介（要精密）」「要紹介（要治療）」「既療育」「要経過観察」と判定した場合，保健師が「育児環境等」「心配事」に何らかの記載をした場合，または健診後カンファレンスで多職種から何らかの懸念が出た場合に該当します．

　「既医療」「既療育」と判定されている場合も，その受診状況や，保護者の満足度などを聴きましょう．何らかの理由で受診が途切れている場合や，受けている医療や療育に満足していない保護者の訴えを傾聴することにより，健診後カンファレンスで解決策を検討することができます．

③**その他の支援が必要**

　保健師以外の職種の支援が必要と判定した場合はここに記載します．その内容によって栄養相談，心理発達相談，療育相談，教育相談，医療相談を紹介しましょう〔第4章　専門職種・施設への相談（p.74）参照〕．

2. 判定にあたって

　「子育て支援の必要性の判定」は，個別に医師や保健師が単独で判断することが難しいことも多いため，多職種による健診後カンファレンスで所見や家族背景，保護者の訴え・受け止め，それに対する助言内容などを共有し，初期の支援体制を決定することが望まれます．医師，保健師，管理栄養士，心理担当職員，保育士など，教育関係者などが，健診時に見聞きした情報をもち寄ることができれば，より正確な判定と，よりよい支援の方向性を決めることができます．

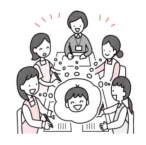

　このように多職種で行うカンファレンスは連携体制の構築に重要であるため，できるだけ健診に携わった多くの職種に参加してもらうとよいでしょう．

 判定後の初期の支援体制

　5歳児健診後の初期の支援体制は，健診後に支援を受けることなく就学を迎えるグループA，保護者，保健師，保育士などの見守りで就学を迎えるグループB，児童発達支援センターなどの福祉サービスを活用して就学を迎えるグループC，専門医療機関を受診して就学を迎えるグループDの4つのグループに分けることができます（表）．

　しかし，初期判定したグループでの支援で思わしくない経過をとった場合は，保健師

表 5歳児健診による判定後の初期の支援体制（グループ分類）

		子育て支援の必要性の判定		
		特に問題なし	保健師による支援が必要	その他の支援が必要
医師の判定	異常なし	A	B	C
	要紹介		D	D
	要経過観察		B	C

が支援にかかわる多職種と相談しながら，B→C，C→Dと，支援方法を見直す必要があります．

　また，支援の必要がない（グループA）と初期判定されたこどものなかにも，就学までに何らかの課題が顕在化することがあります．この場合，B，C，Dへと切り替えることができるよう，保護者の相談窓口となるべく，保健師の連絡先を伝えることが大切です．あわせて，保育所や幼稚園，認定こども園とも情報共有しておくとよいでしょう．

（是松聖悟）

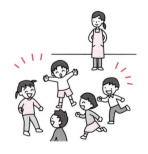

第3章 ● やってみよう 5歳児健診

05 各種健診の体制
—集団健診と個別健診の違い

POINT

- 5歳児健診は，原則として悉皆の集団健診で実施します．
- 個別健診や巡回方式の健診を行っている地域もあります．
- 健診時の保健指導や各種事後相談の充実が不可欠です．
- 保健指導の充実に向けた『健やか子育てガイド』が作成されています．

 集団健診

こども家庭庁成育局母子保健課から発出されている5歳児健康診査の実施要綱[4]には，原則として悉皆の集団健診で実施することと記載されています*．集団健診のため，ほとんどの市区町村が行っているように保健センターのような公的な施設での実施となります．

健診の手順も，1歳6か月児健診や3歳児健診の集団健診と同じような流れで行われます．具体的な流れを図に示します[29]．

① **事前カンファレンス**：表1に示したような内容を事前に把握し，スタッフと共有します．特に事前カンファレンスに医師が参加することはほとんどないと思われるた

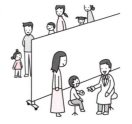

①事前カンファレンス → ②問診 → ③計測 → ④診察 → ⑤保健指導専門相談 → ⑥健診後カンファレンス

図　5歳児健診の流れ
〔小枝達也，他：5歳児健康診査マニュアル．令和3年度〜5年度こども家庭科学研究費補助金 成育疾患克服等次世代育成基盤研究事業 身体的・精神的・社会的（biopsychosocial）に乳幼児・学童・思春期の健やかな成長・発達をポピュレーションアプローチで切れ目なく支援するための社会実装化研究（研究代表者 永光信一郎）（令和6年3月）[29]〕

---

*2025年3月現在では，経過措置として抽出方式による健診も認められています．抽出方式による健診については，p.18を参照してください．

65

表1 事前カンファレンスで確認する内容	表2 保健指導に関する内容
●これまでの乳幼児健診受診状況 　・特に転入してきた家族 ●家庭環境の変化 ●保育状況の変化 ●特に注意を払うこどもと家族 　・療育を受けているか？ 　・受けているならどこの療育か？ 　・要保護児童対策地域協議会の対象児か？	●メディア視聴の問題 ●睡眠に関する問題 ●事故予防に関する問題 ●養育環境 　・子育ての不安・疲弊 　・過度のしつけ，不適切なかかわり ●健康の社会的決定要因 　・経済的困窮 　・家族内の喫煙 　・家族内不和 　・その他

め，その日の健診担当医師に伝えることが重要です．これまでの乳幼児健診受診状況で未受診が多い場合や転居が多い場合には，こども虐待に留意する必要があります．

② **問診**：01　問診（p.30）に沿って問診を行います．

③ **計測**：保健師が身長と体重を計測し，必ずグラフにプロットすることとされています．発育曲線は，平成12年（2000年）度のものを使います．母子健康手帳の発育曲線は平成22年（2010年）度のものが掲載されていますので，若干のずれが生じるかもしれません．

④ **診察**：02　診察（p.44）で説明した8項目の診察を行います．

⑤ **保健指導，専門相談**：診察の結果を受けて子育て相談，療育相談，心理発達相談，栄養相談，教育相談などの専門相談を案内します．平易な相談であれば健診当日に行いますが，時間を要する相談や発達検査を実施する場合には，別日に専門相談を設定して案内するとよいでしょう．保健指導は表2に示した内容について，保護者が記入した問診票をもとに該当項目がないかを確認して行います．

⑥ **健診後カンファレンス**：健診にかかわったすべての職種が参加することが推奨されます．診察室での様子だけでなく，待合でのこどもや保護者の様子など，気になった点があればスタッフで情報を共有します．

個別健診

個別健診は，各医療機関にて個別の健診を行うというものです．予約ないしは指定された曜日や時間帯に受診することが多いようです．健診担当医師と介助の看護師の2名体制で行うことが多いため，問診，計測，診察が基本的な流れであり，保健指導は医師が診察後に必要に応じて行うことが多いようです．

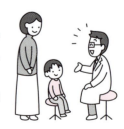

表3　各種の健診方式によるメリットとデメリット

方式	メリット	デメリット
集団健診	・受診者数を把握しやすく，受診勧奨が行いやすい ・費用対効果がよい ・多職種でかかわるため多面的な評価ができる ・充実した保健指導ができる ・専門相談を設定することができる ・保護者が他児の様子をみることができる	・医師の確保が困難である ・保護者にとっては受診時間の制約がある ・他児の保護者の目が気になる場合，受診しにくい
個別健診	・保護者，医師にとって時間的な選択肢がある ・かかりつけ医を選択できる ・他児の保護者の目を気にしなくてもよい ・深刻な悩みの相談がしやすいことがある	・受診者数の把握が困難で，受診勧奨がしにくい ・費用対効果が集団健診に比してよくない ・保健指導が不十分な場合がある ・通常，専門相談はない
巡回方式	・慣れた場所なので，普段の様子をみることができる ・集団行動観察ができる ・保育所などの担当者の話を聴くことができる	・医師，保健師，心理担当職員などのチームを編成する必要がある ・自治体外の保育所などに通っている幼児への対応が困難である ・他児の保護者の目が気になる場合，受診しにくい ・設定できる専門相談が限定的である

　個別健診では，保護者が受診の時期や時間，医療機関を選択することができるという利点があります．また医療機関側も，診療を中断して保健センターに出かけなくても済むため，時間的にも経済的にも効率がよいという利点があります．

　一方でかかわる職種が限られるため，保健指導や栄養相談などを受けられないことが多くなります．集団健診と個別健診，巡回方式のメリットとデメリットを表3に示しました．これらのメリットとデメリットを勘案しながら，それぞれの地域で可能な健診体制を組んでいくことが求められます．

　個別健診ではなかなか充実した保健指導を行うことが困難であることを念頭におき，個別健診でもまんべんなく一定のレベルで保健指導を行うために『3〜5か月児健診，9〜10か月児健診，1歳6か月児健診，3歳児健診，5歳児健診のための健やか子育てガイド』（以下，『健やか子育てガイド』）が作成され[46]，令和6年（2024年）3月に全国の都道府県，市区町村の乳幼児健診所管課と全国の小児科医会に配布されています．

　この『健やか子育てガイド』は，令和5年（2023年）3月に厚生労働省が発出した「成育医療等の提供に関する施策の総合的な推進に関する基本的な方針」[47]に沿い，乳

幼児健診をより充実したものとすることを目指して作成されました．乳幼児健診においては，こどもたちを bio-psycho-social な視点で診ていくことが求められます．これまでのように bio の視点で疾病を早期に発見したり，予防につなげることを維持しつつ，psycho-social な視点を取り入れて，こどもと家族の心理的な健康，社会との健全なつながりについても健診でかかわっていくことを目指しています．

『健やか子育てガイド』の5歳児健診の項には，メディアと睡眠の関係やこどもの行動特性と保護者の育児支援希求の関係が記載されています．就寝前まで動画を見ているこどもは，睡眠時間が短くなり，夜間の中途覚醒が多くなる（統計学的に有意）ことが報告されています．また，かんしゃくや粗暴な言動が多い5歳児では，保護者がイライラし，怒鳴ることが多く，育児支援希求が大きくなる（統計学的に有意）こともも示されています．こうした根拠のある情報を，特に個別健診では医師の保健指導に活用していただきたいと考えています．

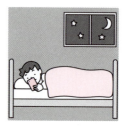

巡回方式

巡回方式の健診とは，専門の医師や心理担当職員，保健師などがチームを組んで，保育所などを訪問して実施するものです．事前に保護者が記入した問診票を参考にしながら，年中組の教室でこどもたちの普段の遊びや活動を観察するというものです[29) 48)]．

メリットとデメリットを表3に記載しました．利点としては，①こどもたちの集団行動の場面を観察できる，②慣れた場所なので，こども同士がかかわるなど普段の様子をみることができる，③保育所などの担当者と直接相談できる，という3つがあげられます．保護者が同席することが基本となりますが，保護者の同意があれば保護者がいない場面での様子を観察し，事後に保護者に結果を報告することもできます．

（小枝達也）

Case Study

5歳児健診が診断に結びついた事例

Case 01 5歳児健診のチェック項目はクリアしていたが
やりとりの違和感から診断につながったAちゃん

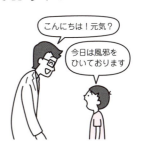

　3歳児健診までは特に発達課題の指摘を受けなかったAちゃん．5歳児健診にて，医師が「こんにちは！元気？」と声をかけたところ，「今日は風邪をひいております」と返事をしました．同行した保護者は「うちの子は礼儀正しいのです」と言いました．「お母さんのカレーと幼稚園のカレー，どっちがおいしい？」という質問にAちゃんは「どちらもおいしいです」と答え，「時計って何するものかな？」などの質問にも的確に答えました．指のタッピングなどでも不器用さはみられず，じゃんけん，しりとりも難なくこなしました．

　5歳児健診のチェック項目すべてをこなすことができましたが，その大人びた言動に違和感をもった医師が，保護者に対して，「しっかりしたお子さんですね．同じ年の子よりも大人びているので，もしかしたら友達との関係で，もの足りないと思うこともあるかもしれません．もし，うまくいかないことが増えるようでしたら，幼稚園の先生や保健師さんに相談してくださいね」と助言すると，保護者は「なるほど，わかりました」と答えました．さらに「保健師さんを通じて，この子が幼稚園で困っていそうなことがないか，確認してよいですか？」と提案したところ，保護者は「はい．お願いします」と同意しました．

　医師は，多職種カンファレンスでその見立てを共有しました．保健師を介して，幼稚園に問いあわせたところ，「他のこどもの気持ちを汲むのが苦手かもしれないと思うことがある」との情報が寄せられ，保健師，保護者，幼稚園教諭とでAちゃんの様子を定期的に情報交換するようにしました．さらに，保護者の同意のもと，かかりつけ医にも情報提供し，受診の際に気にかけてもらうようにしました．

　年長になって友人とのトラブルが目立つようになったため，かかりつけ医が専門医療機関に紹介し，そこでアスペルガー症候群の診断に至りました．その情報は就学時の健康診断を介して学校にも伝えられ，Aちゃんは入学後，通常学級で配慮のもと生活しており，徐々に友人関係の構築もできるようになってきています．

（是松聖悟）

Case 02　5歳児健診で軽度知的発達症が疑われたBちゃん

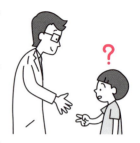

　Bちゃんは私立幼稚園の年長組です．市の保健センターから案内が来て5歳4か月の時に5歳児健診を受診しました．保護者は3歳児健診までの健診では，何も言われなかったこともあり，発達に大きな心配はないと思っていました．しかし，5歳児健診で発達の遅れの疑いがあると指摘されました．診察時に医師から尋ねられても幼稚園の名前が言えず，また医師としりとりやじゃんけんをしたのですが，しりとりではなかなか言葉が出なくて続かず，じゃんけんでは勝ち負けの判断が正確にできなかったからです．

　健診に同行した保護者は，しりとりができないのは家でしりとりをしたことがないためだと考えており，じゃんけんは家で兄とよくしているので，勝ち負けがわかっていると思っていました．そこで医師に「いろいろとできないのは，ここでは緊張しているからだと思います」と告げました．医師は「そうですか．では家でしりとり遊びを教えてあげてください．また，おうちでじゃんけんの勝ち負けが判断できているかを確認して，もしわかっていないようなら，保健センターに連絡をください」と今後の方針を伝えました．医師は健診後カンファレンスで状況を説明し，Bちゃんの保護者から連絡があったら，心理発達相談を案内してほしいとスタッフに伝えました．

　その後，Bちゃんの保護者から保健センターに連絡があり，「兄とよくじゃんけんをしていたので，わかっていると思っていましたが，どうやら兄が勝ち負けを判断していたみたいです．Bは兄に任せていて，自分では勝ち負けの判断が曖昧みたいです．しりとりは何度か教えましたが，なかなかやり方を覚えません」ということでした．

　そこで，連絡を受けた保健師が「心理発達相談という専門相談があるので，よろしければ相談を受けませんか？」とすすめたところ，受けてみたいという希望があり，個別の予約を取って心理発達相談を受けることになりました．

　心理発達相談は，市の児童発達支援センターの心理士が担当しています．心理士は保護者の心配の内容を聴いて発達がやや遅いかもしれないと判断し，新版K式発達検査を提案したところ，保護者はぜひ受けたいということでした．

　検査の結果，姿勢・運動には明らかな遅れはありませんでしたが，認知・適応と社会・言語領域に軽度の遅れが認められました．そこで，児童発達支援センターでの言語指導を受けることになりました．

〈小枝達也〉

Case 03　5歳児健診後にこども家庭センターでのフォローアップとなったCちゃん

　5歳児健診の事前カンファレンスで，Cちゃんが検討ケースとしてあがりました．

　Cちゃんは3歳2か月の時にこの町に転入しました．母親とCちゃんの2人世帯で，近郊に親戚はいません．3歳児健診では「異常なし」の判断でしたが，子育て支援の必要性については「保健師による支援が必要」と判断され，定期的に保健師が家庭訪問して状況を確認していました．Cちゃんが自宅で1人になることが多いため，保育所への入園をすすめ，昨年度から通園をはじめました．

　事前カンファレンスでは，担当保健師から，親子とも生活リズムが乱れていたことや数か月前に母親が就職したことを共有しました．また，通園中の保育所から，Cちゃんは集団活動に参加できているものの日中活動にムラがあり，落ち着きなくウロウロする場面があったり，部屋の隅のほうで居眠りをしている様子があるのが気になるとのことでした．そこで，問診と診察では，生活習慣や子育ての状況，児童虐待のリスクに注意を払いながら対応することとしました．

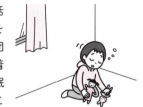

　問診では，親子の状態を観察しながら，母親の困り感や育児負担感などを聴きとりました．親子関係に問題はなさそうでしたが，母親は仕事の都合で帰宅が遅く，Cちゃんは時々深夜まで動画を視聴していることがわかりました．診察では，Cちゃんは顔色があまりよくないものの発育はよく，発達面は年齢相応で個別対応での応答性は良好でした．これらの所見から，保育所での気になる状態は，生活リズムの乱れと睡眠不足が一因と考えられました．また，親子関係の観察や身体所見などから児童虐待は否定的でしたが，養育上の課題があると考えました．そこで，診察後にこども家庭センター児童福祉部門の担当者が対応する「子育て相談」を受けてもらいました．

　健診後カンファレンスにおいて，問診・診察の所見と子育て相談で行った**リスクアセスメント**[*]の結果を共有し，健診の診察所見の判定は「要経過観察」としました．子育て支援の必要性の判定は「保健師による支援が必要」としました．今後は，こども家庭センターで，Cちゃんのサポートプランを作成し，フォローアップする予定です．

（小倉加恵子）

---

[*]リスクアセスメント：「母子保健における児童虐待予防等のためのリスクアセスメントとの実証に関する調査研究」（令和4年度子ども・子育て支援推進調査研究事業）に詳しく紹介されています．

第**4**章

専門職種・施設への相談

第4章 ● 専門職種・施設への相談

01 専門職種とそれぞれの役割

POINT

- 5歳児健診には多職種が関与し，子育て相談，栄養相談，療育相談，心理発達相談，教育相談など（可能な地域では医療相談も）の専門相談がなされることが望ましいです．
- 健診後には地域のリソースを用いて多職種で支援を行い，就学を迎えることが目標です．課題の解決が難しい一部の症例は，専門医療機関，療育などに紹介します．

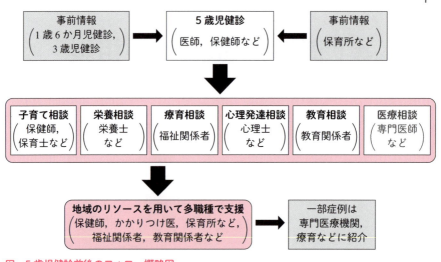

図 5歳児健診前後のフォロー概略図

　5歳児健診にかかわる専門職としては，医師（健診医），保健師，保育士（退職後の保育士など），栄養士，福祉関係者，心理士，教育関係者，児童発達支援センターなどの医師があげられます．これらの職種によって，子育て相談，栄養相談，療育相談，心理発達相談，教育相談などの専門相談がなされます．また，可能な地域では，ここに医療相談も加わると，より適切な助言が期待できます（図）．

　健診後のフォローアップでは，地域のリソース（保健師，かかりつけ医，保育所・幼

稚園・認定こども園，福祉関係者，教育関係者など）を用いて多職種で支援を行い，就学を迎えることが目標です．多職種の支援によっても課題の解決が難しい一部の症例は，かかりつけ医などを介して専門医療機関，療育などに紹介します（図）．

ここでは専門職種それぞれの役割についてみていきましょう．

健診医の役割

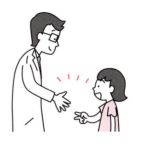

健診医の多くは発達障害の専門医ではありません．しかし，5歳児健診に関与することで，少しずつこどもの情緒や社会性の課題に気づくことができるようになります．また，多職種の見立てを健診後カンファレンスなどで聞くこと（カンファレンスに出席できない場合は後日結果や方針を聞くこと）などにより，自らが保護者に助言するスキルを高めることもできます．これによって，1歳6か月児健診，3歳児健診での情緒や社会性の課題に気づくことができるようになり，より早期での支援に関与することが期待されます．

保健関係者の役割

市区町村の保健師，保育士，栄養士は5歳児健診において中心的な存在となります．1歳6か月児健診，3歳児健診などの結果を振り返りながら，健診前の情報を保護者や保育所・幼稚園・認定こども園など（以下，保育所など）などから得て，健診結果や専門相談で得た助言を保護者，保育所などやかかりつけ医と共有し，家庭と保育所などで苦手が克服されていくかを確認していきます．そして，教育相談を担当する教育関係者にも申し送り，学校での支援につなげてもらいます．

福祉関係者の役割

福祉関係者とは，児童発達支援センター，児童発達支援事業所，相談支援専門員，放課後等デイサービス，保育所等訪問事業所の職員などで，5歳児健診後の療育相談を担当します．保健師を介してそこでの助言内容を保育所などと共有することで，家庭と集団保育の両者において共通認識のもと支援を開始することができます．また，経過を追いながらさらに助言することができます．その支援でこどもが苦手を克服できそうであればそのまま観察すればよいでしょうし，うまくいかない場合は，児童発達支援センターなどでの療育開始の手続きを保護者に説明するのも福祉関係者の役割です．さらに，5歳児健診に関する研修会の講師として，自らのスキルを保健師など，保育士な

ど，保護者に伝えることもできます．

🎀 心理士などの役割

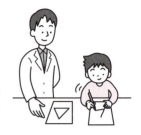

　心理士などは心理発達相談を担当するとともに，保健師を介して支援の経過を聞き，必要に応じてさらなる助言を行うことができます．当初計画した支援方法がうまくいかない時は，簡易的な発達検査を行うことで，支援方法の修正を助言することもできます．こどもだけでなく，保護者自身の悩みの相談先となることもできます．さらに，5歳児健診に関する研修会の講師として，自らのスキルを保健師など，保育士など，保護者に伝えることもできます．

🐦 教育関係者の役割

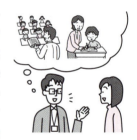

　教育関係者は，特別支援学校の特別支援教育コーディネーターや，教育委員会の指導主事などで，5歳児健診後の教育相談を担当するとともに，小学校などへの円滑な申し送りにも関与することができます．それによって，就学時の健康診断では5歳児健診で指摘された苦手がどの程度克服されているかを確認することができます．これらの経過が小学校などに申し送られることで，こどもの就学後の生活への適応が円滑に進むことが期待されます．

　さらに連携が進んだ場合，保護者の同意を得たうえで，就学後のこどもの姿や様子を，小学校などから保健師や保育所などへフィードバックすることができると，保育所などにおいて，今，かかわっているこどもへの支援にも活かされることが期待されます．これは次の世代のこどもの困りを予防することになります．望ましい多職種の連携は，申し送りとフィードバックです．

🌸 児童発達支援センターなどの医師の役割

　児童発達支援センターなどの役割である地域の相談機能を利用して，医師が医療相談を担当することも可能と考えます．5歳児健診会場へ出向くことができる場合は，「要紹介」と判定された所見や各種専門相談の対象となる所見について，医療機関を受診する前の段階での相談や助言をここで伝えることもできます．

　また，児童発達支援センターなどを受診したこどもに対しては，それぞれに必要な理

学療法，作業療法，言語聴覚療法を指示するとともに，定期的にこどもを診察し，就学に対する支援を担います．

その他の職種の役割

　Yoneyamaらは，5歳児健診における歯科医の関与について報告しています．1,147名中，発達障害が疑われたのが346名（30.2％）で，196名（17.1％）が口腔洗浄機能試験で機能不良であることを示しました[49]．5歳児健診で歯科医と連携している市区町村は多くないと思われますが，可能な市区町村では検討してもよいでしょう．難しい市区町村でも3歳児健診では歯科健診が行われているはずですので，その所見も活用できるかもしれません．

（是松聖悟）

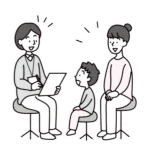

第 4 章 ● 専門職種・施設への相談

02 専門相談の実際

POINT

- 専門相談は，5 歳児健診当日に実施され，多職種の所見を健診後カンファレンスで共有することが望まれます．
- 5 歳児健診当日の専門相談が難しい場合や，時間を十分に確保して臨んだほうがよい場合は，他の日に実施しますが，5 歳児健診から専門相談までの経過時間はできるだけ短く設定することが望まれます．また，1 度だけでなく，くり返し相談できる機会を設けることができればよりよいでしょう．

☞ Check on the WEB ≫ 参考になる動画

5 歳児健診ポータル：動画で分かる！5 歳児健診 ▶ 保健指導・専門相談
　　　　　　　　　　　　　　　　　　　　　　▶ 健診後カンファレンス

　5 歳児健診は多くの場合，就学時の健康診断前の最後の健診です．こどもや保護者が健康や子育てに関する不安を解消し，安心して就学に臨めるように，専門相談を用意することが重要です．

　5 歳児健診で発達に関する課題を指摘されたこどものすべてを，医療機関や福祉施設につなげなければならないものではありません．専門相談で受けた助言により，医療機関や福祉施設での対応が不要となることもあります．また，医療機関につなげる必要があるこどもについても，5 歳児健診当日から支援が開始されることが望まれます．「様子をみましょう」の代わりに，こどもの発達を促すことにつながる行動変容の助言を行うことが大切です．

　専門相談として，子育て相談，栄養相談，療育相談，心理発達相談，教育相談，医療相談があげられます．専門相談ごとに職員を確保する場合もあれば，保健師や心理担当職員などがいくつかの専門相談を兼ねることもあります．地域のリソースに応じて，必要な人員を確保するとよいでしょう．

　主に保健師や退職後の保育士などが行う子育て相談，栄養士が行う栄養相談は，5 歳児健診における保護者との最後の面談の際に実施することが望ましいと考えます．また，他の相談も可能な範囲で 5 歳児健診のなかの 1 つのプログラムとして行うことをす

すめます．しかし，悉皆健診のなかで時間の確保が難しい場合は，別の日に時間をとって行うこともできます．また，悉皆健診後に精密健診を実施している市区町村では，精密健診の時に専門相談を行っていることもあります．1日ですべての相談が可能となり，保護者の負担も減ります．

　大事なことは，5歳児健診で見出された苦手分野に対して，その日からこどもの発達を促すことにつながる行動を開始することです．決して「様子をみましょう」としないことです．さらに，1度ではなく，くり返し相談できる体制づくりができると，より効果的です．

　専門相談の具体的な内容をみていきましょう．それぞれの相談内容に対してどのように対応するかについては，5歳児健診でよくある相談内容Q&A（p.103）が参考になると思われます．

子育て相談

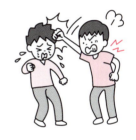

　子育て相談は保健師や退職後の保育士などが担当することが想定されます．

　鳥取県の5歳児健診では，問診票に相談したいことがあると記載した保護者は38％にのぼっています[50]．「箸の持ち方」「おねしょの心配」「きょうだいげんかの相談」など，そのうちの多くは子育て上の相談でした．幼児なりの人づきあいや社会をもちはじめたわが子に対して，どこまでしつけとして介入すべきか，どこから本人に任せるべきか，といった加減の判断に困るという悩みも5歳児健診に特有のものであろうと思われます．「祖父母が近くにいないなど家庭支援体制の問題」などもここで相談されることが少なくありません．それぞれの市区町村の子育て支援サービスなどを紹介するとよいでしょう．

　また，「落ち着きがない」「何度注意しても同じことをくり返す」「かんしゃくが強い」などの相談も出ることがあります．これらは心理発達相談，療育相談とオーバーラップしますが，勉強会や研修会などを通じて，保健師などが少しでもこの相談に助言することができるようになるとよいでしょう．

　子育て相談を通じて，心理発達相談，療育相談，教育相談，医療相談につなげることがふさわしいと考えた場合は，それぞれを保護者に紹介しましょう．また，子育ての悩みを訴える保護者のなかには，保護者自身が心身などの課題を抱えている場合もあります．必要に応じて，保護者の悩みを解決する手段（こども家庭センターや医療機関への紹介）を検討することも重要です．

また，母子健康手帳を見ながら話すことで，予防接種の接種状況を把握することもできます．5歳児健診の目的の1つに予防接種率の向上をあげている市区町村もあります．その時点までに必要な予防接種がなされていなければ，キャッチアップ接種をすすめ，また5歳児健診以降，就学までに必要な予防接種〔麻しん風しん混合（MR）ワクチン，水痘ワクチンなど〕を確認することもできます．

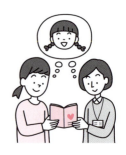

　子育て相談の内容として，以下のような例があげられます．
- きょうだいでのけんかやもめごとが多い
- 家族や友達を叩く，物を投げるなどの暴力行為
- かんしゃくを起こしやすい，怒りっぽい
- 何度注意しても同じことをする
- 集団での指示が理解できない
- 新しい場所やはじめての活動を嫌う，不安や緊張が強い
- 自分の意思を伝えることが苦手
- 行動（気持ち）の切り替えが苦手
- こだわりが強い（ものや手順）
- 落ち着きがない，集中力がない
- 集団活動，行動が難しい
- 夜なかなか寝ない，中途覚醒が多い，早起きができない
- 爪かみをする
- 自慰行為がある
- 箸の持ち方が悪い
- 夜尿が続く
- チック
- しつけの仕方がわからない

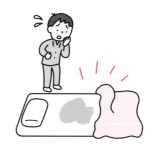

栄養相談

　栄養相談は管理栄養士や栄養士が担当することが想定されます．
　「偏食」「肥満」「痩せ」「食物アレルギー」など，この時期に悩みが募る保護者も多くいます．将来の生活習慣病予防のためにも，管理栄養士などによる栄養相談があるとよいでしょう．管理栄養士などは，発育状況や日頃の食事の様子から，栄養・食生活に関する支援のみでよいのかを判断し，こどもの状況によって他の専門職と連携して支援し

ていきます．

　摂食嚥下機能に問題がある場合や，自閉スペクトラム症や不安障害などの特性によって，限られた食べ物しか食べられない，食べ過ぎてしまう場合などもあります．栄養士としての助言を行うとともに，療育相談や心理発達相談につなげるべきと考えた場合は保護者に紹介しましょう．

　幼児期に食べたらじんましんが出たからと，ずっと除去している食品があることに気づくこともあります．この場合，実は食物アレルギーはすでに自然寛解していることもあります．また，少しずつ摂取する治療を受けることで就学までに食べられるようになることもあります．このため，食物アレルギーがありながら専門医療機関を継続的に受診していないこどもは，まずはかかりつけ医に相談するよう助言しましょう．

　栄養相談の内容としては，平成27年（2015年）度乳幼児栄養調査で，4歳以上のこどもの食事について困っていることとして記載されたもの[51]などから，以下があげられます．

- 食べるのに時間がかかる
- 偏食する
- むら食い
- 小食
- 遊び食べ
- 食物アレルギー

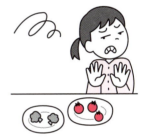

療育相談

　療育相談は，心理担当職員，言語聴覚士，作業療法士，視能訓練士などが担当することが想定されます．

　発達障害などの特性から生活に困りが生じている，または生じはじめている場合は，この時間を活用して簡単な助言をすることができます．それを保健師と共有し，家庭や保育所・幼稚園・認定こども園など（以下，保育所など）で実践することで，療育施設を受診することなく健やかな就学が実現できることもあります．また，療育施設を受診することが決まったとしても，それまでの時間に何もしないのでなく，何らかの助言を保護者に提示するとよいでしょう．

　児童発達支援センターの職員などが5歳児健診に参画できる場合は，療育を利用するための具体的な手続き，実際の療育の方法，そこで期待される効果などを保護者に説明することができます．それ以前に療育を受けることをすすめられたことがありながら実際の行動をためらっていた保護者にとっては気軽に聞ける機会に，5歳児健診で課題を指摘され，すぐに受け入れられない保護者にも見通しができる機会になると思われます．

吃音，構音障害，不器用さ，体幹の弱さ，バランスの悪さなど，5歳児健診で見出された所見に対して，言語聴覚士，作業療法士などが5歳児健診に参画することができるのであれば，そこでの助言で早期介入できる可能性があります．

療育相談の内容として，以下のような例があげられます．

- 子育て相談された所見の解決が難しいと予想される
- 子育て相談された所見にすでに取り組んでいるにもかかわらず解決していない
- 文字に興味がない，読めない
- 吃音がある
- 滑舌が悪い
- 感覚過敏
- 体がくねくねしてきちんと座ることができない
- 療育を受けるための手順を知りたい
- 療育でどのようなことをするのか知りたい
- 療育によって何が改善するのか知りたい

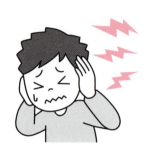

心理発達相談

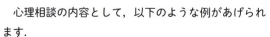

心理発達相談は，心理士，心理担当職員が担当することが想定されます．

こどもの発達レベルを評価したほうがよいと判断された場合，もしくはこどもの発達や情緒・行動に関する心配事がある場合に紹介されます．こどもの全般的な発達，行動や社会性の評価を行い，助言ができるとよいでしょう．鳥取県内の5歳児健診では，心理相談の内容として，「子育て環境上の問題」「集団生活上の問題」「対人相互関係の問題」「知的発達の問題」の相談が多く寄せられました．

また，医師から求めがあった場合や心理士の判断で，ここで簡易的な発達検査を行っている市区町村もあります．具体的な支援の方法を考えるうえでの参考になります．このようにこどもの全般的な発達，行動や社会性の評価を行い，助言ができます．これを保健師と共有し，家庭や保育所などで実践することがすすめられます．

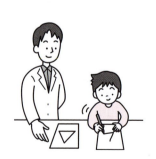

心理相談の内容として，以下のような例があげられます．

- こどもの発達の状況を把握する必要がある
- 子育て相談された所見の解決が難しいと予想される
- 子育て相談された所見にすでに取り組んでいるにもかかわらず解決していない

- 軽度知的発達症が疑われる
- 家庭環境の問題

教育相談

　教育相談は，市区町村教育委員会の担当者，特別支援教育コーディネーター，もしくは退職後の教員などが実施することが想定されます．

　就学にあたり，保護者が不安を抱えている学習能力の相談を受けている自治体もあります．また，今後の教育環境〔通常の学級，通級指導教室，特別支援学級，交流級，特別支援学校など（図）〕について情報提供を行うことや，保護者の希望を聞き，学校との意見調整や就学前の学校見学の調整などを行っている市区町村もあります．これを保健師と共有し，就学までに身につけておくべき能力がわかれば家庭や保育所などで実践することができます．

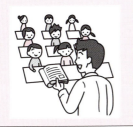

通常の学級
文部科学省が定めるカリキュラムに沿って勉強する教室

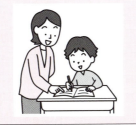

通級指導教室
通常の学級に籍をおきながら週に数回，別室や別施設で勉強する教室

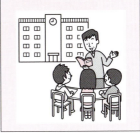

特別支援学校
1つの学校として独立し，それぞれに応じた自立を目指す学校

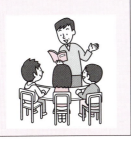

特別支援学級
少人数で個別の指導計画に基づいた支援を受ける教室

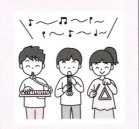

交流級
特別支援学級に籍をおきつつ，一部のカリキュラムを通常の学級で行う教室

図　こどもが受けることができる教育

鳥取県内の5歳児健診の教育相談では，発達に課題を抱えるこどもの保護者から，進路について相談したいという希望が多くありました．年間の健診の回数が多い場合などには，教育関係者が参画しやすいように，事前に教育相談の希望者を募って，健診とは別の日にまとめて相談会を行っている自治体もあります．

　5歳児健診では，保護者がまだ学校生活まで予測できていないこともあるため，教育相談につなげることができない場合もありますが，その場合は保健師などが相談に乗り，いずれかのタイミングで教育委員会などへつなげる体制を構築しておくとよいでしょう．

　教育相談の内容として，以下のような例があげられます．

- 数の概念が定着しない
- 字が読めない
- 座って授業を受けることができないかもしれない
- 給食を時間内に食べることができないかもしれない
- 学習についていけるか心配
- こどもにふさわしい教育環境（特別支援学級，特別支援学校など）はどこか知りたい

医療相談

　可能な地域では，児童発達支援センターなどの役割である地域の相談機能を利用して，医師が医療相談を担当することができるとよいでしょう．また，児童発達支援センターの医師，こどもの心の専門医，小児神経専門医が，5歳児健診会場へ出向くことができる場合は，ここで医療機関を受診する前の段階での相談や助言を受けるとよいでしょう．前述の子育て相談，栄養相談，療育相談，心理発達相談，教育相談の対象となる所見に対しても，必要に応じて医師としての助言が迅速にできます．

（是松聖悟）

第5章

地域でできる
フォローアップ

第5章●地域でできるフォローアップ

01 地域のフォローアップ体制における保健・医療・福祉・教育の連携

POINT

・5歳児健診には，健診会場に出務する職種のみならず，多職種が関与することが望まれます．具体的には，かかりつけ医，専門医療機関，保育所・幼稚園・認定こども園，小学校などがそれにあたります．

・5歳児健診では，そこで課題が見出されたこども全員を専門医療機関や療育機関に紹介することは想定していません．地域のフォローアップ体制のなかで，保健師が中心となって，多職種，多機関と連携することでこどもの課題の解決をはかります．

・多職種の支援によっても課題の解決が思わしくない場合や難しいと思われた場合に，かかりつけ医を介して専門医療機関や療育機関をすすめましょう．

地域のフォローアップ体制の整備と関係者

大分県竹田市の5歳児健診（2007〜2014年）では，43％のこどもが要経過観察と判定されていますが，医療機関を紹介されたのは2.5％，療育施設を紹介されたのは4.1％のみで，多くは地域の保健師，保育士，幼稚園教諭，心理士，教育委員会関係職員などが，保護者とともに，こどもが苦手分野を克服できるよう連携していました[45]．このように，一部のこどもは医療機関や療育機関に紹介することになるでしょうが，5歳児健診は，こどもにかかわる多職種がこどもの種々の発達課題を理解し，支援するための健診です．

5歳児健診において，発達障害などをふまえた支援が必要であると判定されたこどもおよび保護者に対して，必要な支援に円滑につなげられるよう，地域全体でのフォローアップ体制の整備が重要となります．その際に，保健・医療・福祉・教育の各分野の関係者が連携し，地域のリソースを活用した支援体制（受け皿）を構築することが求められます．

例えば，健診実施前から健診当日，健診後にかけて，保健・医療・福祉・教育の各分野の関係者が情報共有や多角的な視点から支援・対応方針の検討を行うことが考えられ

ます．具体的な関係者としては，こども家庭センターなどの保健師，保育士など，かかりつけ医や専門医療機関などの医療関係者，児童発達支援センターなどの福祉関係者，将来的な就学も見据えた教育委員会の担当者などがあげられます．特に保育所・幼稚園・認定こども園など（以下，保育所など）におけるこどもの集団生活への適応状況などは有用な情報となりえます．

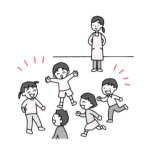

多職種による支援を前提とした情報の取り扱いについて，5歳児健診の実施の際に保護者から同意を取得する必要があります．そのうえで，関係者間で情報共有を行う際の統一的な様式を作成することも考えられます．作成される様式には，関係者の専門性の相違をふまえて，円滑に情報共有できるよう，5歳児健診の結果やその後のフォローアップの状況，これらをふまえた事後の支援方針にかかわる内容を精査して記載することが期待されます．あわせて，保健・医療・福祉・教育の各分野の関係者が，平時より顔の見える関係を構築し，必要な情報の共有や，支援の方針について共通認識をもつことによって，円滑な課題解決に近づくことができます．

各職種の役割と連携

1. かかりつけ医の役割と連携

かかりつけ医は日常の診療のなかで，こどもの情緒や社会性の課題，保護者が子育てに悩みを抱えていることに気づいていることがあります．そのため，保健師や保護者を介して5歳児健診の結果をかかりつけ医と共有することで，医師として助言してもらうとともに，子育て相談，心理発達相談，療育相談などで得た助言をもとに家庭や保育所などで実践していく経過をフォローしてもらうこともできます．5歳児健診において，発達障害などをふまえた支援が必要であると判定されたこどもに対して，かかりつけ医などで初診の対応を行う場合には，医師会，学会，市区町村で対応力向上のための研修も準備されており，活用可能です．苦手が順調に克服しそうであればそのまま経過を観察し，どうしても改善しない場合は療育機関や専門医療機関に紹介する役割も担えます．紹介する専門機関に関しては，地元医師会と協力して事前にリストをつくるなどするとよいでしょう．

2. 専門医療機関の役割と連携

専門相談などを介した家庭や保育所などでの支援によっても，こどもの苦手の克服が難しいと判断した場合は，かかりつけ医などから，こどものこころ専門医，児童精神科医，小児神経専門医など，発達障害などの診察が可能な医師が所属する専門医療機関を紹介することになります．

紹介されたこどもに対しては，何らかの基礎疾患があって症状が生じているのではないかを鑑別するとともに，投薬が必要ではないか，療育や作業療法，言語聴覚療法，理学療法が必要ではないかを判断することが望まれます．

　また，市区町村によっては，福祉サービスを受ける場合，就学後の進路として特別支援学校，特別支援学級，通級指導教室を選択する場合，放課後等デイサービスなどを利用する場合に医師の診断書が求められる地域もあり，このような場合に専門医療機関がその役割を担うこともできます．

　さらに，5歳児健診に関する研修会の講師として，自らのスキルを保健師など，保育士など，保護者に伝授することもできます．

3. 他診療科の役割との連携

　5歳児健診では，感覚器や皮膚などの異常が指摘されることや，3歳児健診で異常を指摘されて要精密検査との判定がなされたにもかかわらず，精密検査を受けていない場合に気づくことがあります．

　視診にて目に異常所見のあるこども，固視の異常があるこども，斜視の疑いのあるこども，眼球運動異常のあるこどもは眼科へ紹介します．

　構音障害や聞き間違いのあるこどもは，必ずしも発達障害とは限りません．難聴，舌小帯短縮症，粘膜下口蓋裂，鼻咽腔閉鎖不全などが原因の場合もあるため，耳鼻咽喉科に紹介します．

　アトピー性皮膚炎があり，医療機関を受診していないこどもは，皮膚科もしくはアレルギー専門医を紹介します．

　各地域で，5歳児健診以降の精密検査を担当してくれる他診療科のリストも作成すると円滑に紹介できるでしょう．

　また，Yoneyamaら[49]は，5歳児健診において発達障害の疑いのあるこどもは，ぶくぶくうがいが有意に苦手であることを指摘し，歯科医師が関与することの重要性を報告しています．このように他診療科との連携がとれると，さらに5歳児健診の精度は高まると思われます．

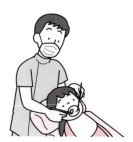

4. 保育所・幼稚園・認定こども園の役割と連携

　5歳児健診の事前情報として，保育所などでのこどもの状態は有用な情報となります．保育士などが，発達障害などをふまえた支援に苦慮している場合もありますし，逆に保育所の担任などがこどもの苦手を克服する手段に気づいていることもあります．そのため，市区町村は保護者の同意を得たうえで，保育所などでのこどもの様子を5歳児健診の事前情報として得て，5歳児健診の所見と健診後カンファレンスで決まった支援・対応方針を保育所などに伝え，日々の保育の参考にしてもらうとよいでしょう．市区町村によっては，問診として子どもの強さと困難さアンケート（Strengths and

Difficulties Questionnaire：SDQ）（p.42 参照）を保護者だけでなく保育士や幼稚園教諭にも実施していることがあります．保育士などが 5 歳児健診に同行することもあります．

あわせて，保育士などが，個々のこどもの発達の状態に応じた保育を行うために必要な知識および技能の修得，維持および向上に努めることが重要であるため，都道府県などが実施する研修を積極的に受講することも期待されます．

5．小学校の役割と連携

5 歳児健診の所見や健診後カンファレンスで決まった支援・対応方針と，その後の経過を，就学時の健康診断の事前情報とすることは，円滑な就学を目指すうえで重要です．保健師，5 歳児健診に参画した教育関係者を介して，小学校へ申し送りましょう．

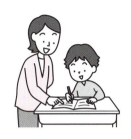

6．福祉の役割と連携

療育を開始した場合は，保健師，療育関係者，保育所など，かかりつけ医が連携しながら，こどもを支援していきます．保育所などは，5 歳児健診にかかわる必要な情報共有を市区町村から受けるとともに，地域の中核機能を担っている児童発達支援センターなどとの連携や，保育所等訪問支援や巡回支援専門員の活用なども期待されます．

また，都道府県・指定都市に設置されている発達障害者支援センターでは，5 歳児健診で発達障害などをふまえた支援が必要であると判定されたこどもについて，適切な時期（例えば就学前まで）に適切な支援につなげることができるよう，医療機関との連携体制の構築や児童発達支援センターなどとの連携を行い，地域の支援体制の整備を推進することが期待されます．

（是松聖悟）

02 診断前支援

- 5歳児健診から就学までの期間は1年〜1年半と短く，受診前の待機期間の長さを考えると，診断前支援が重要となります．

　5歳児健診は通常，「年中」といわれる学年で行われ，5歳児健診から就学までの期間は1年〜1年半と，決して長くはありません．一方，こどもの発達状況が気になる状態に対して専門的な支援が必要と考えられる場合であっても，その診断や治療を担う医療機関は限られているため，初診の申し込みから受診するまでの待機期間が数か月という場合が少なくありません．自治体は，医療機関を受診する前からこどもや保護者へ支援を提供できる体制を整えるとよいでしょう．5歳児健診の専門相談だけでは課題の解決が難しい場合に，健診後の事後相談とともに，診断を受ける前から活用することができる支援のための事業（診断前支援）の利用も検討してください．

　自治体が行う支援事業についてみていきましょう．

巡回支援専門員整備事業（市区町村）

1. こどもやその親が集まる施設・場への巡回など

　発達障害などに関する知識を有する専門員が，保育所や放課後児童クラブなどのこどもやその親が集まる施設・場を巡回し，施設などの支援を担当する職員や保護者に対し，障害の早期発見・早期対応のための助言などの支援を行います．

2. 戸別訪問などの展開

　前述の取り組みにおいて，助言などを行った障害のあるこどもおよびその家庭などに対して，引き続き見守りなどが必要であると判断した場合に，専門員が施設職員など関係機関の担当者と連携して，当該家庭への戸別訪問などを通じ，継続的に支援を行います．

発達障害児者及び家族等支援事業（都道府県，市区町村）

発達障害児者の家族同士の支援を推進するため，同じ悩みをもつ本人同士や家族に対するピアサポートなどの支援を充実させ，家族だけでなく本人の生活の質の向上をはかります（表）.

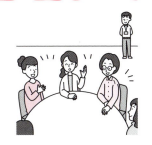

また，5歳児健診を実施している自治体では，フォローアップ体制として，ペアレントトレーニングや自治体独自の療育教室やフォローアップ相談会などを実施している場合があります．ペアレントトレーニングの例として，以下のような事業があります．

1. 親子関係形成支援事業（実施主体：市区町村）

こどもとのかかわり方や子育てに悩みや不安を抱いている保護者やそのこどもに対し，講義やグループワークなどを通じて，情報の提供，相談および助言を実施します．

2. 発達障害児者及び家族等支援事業（実施主体：都道府県，市区町村）

発達障害児をもつ保護者に対するペアレントトレーニングなど（家族のスキル向上支援事業）や，発達障害児の子育て経験のある親が，こどもが発達障害の診断を受けて間もない親などに対して相談や助言を行うペアレントメンターの養成（ペアレントメンター養成等事業）などを実施します．

3. その他の支援

未就学児の発達支援において，地域で中核となるのは，市区町村などが設置する児童発達支援センターです．児童指導員，保育士などのほか，必要に応じて理学療法士，作業療法士，言語聴覚士，心理担当職員などが配置され，通所による療育のほか，保育所等訪問支援も行っています．

保育所等訪問支援とは，こどもや家族への面談や訪問先施設への訪問などによるアセ

表　発達障害児者及び家族等支援事業

①ペアレントメンター養成等事業	・ペアレントメンターに必要な研修の実施 ・ペアレントメンターの活動費の支援 ・ペアレントメンター・コーディネーターの配置　など
②家族のスキル向上支援事業	・保護者に対するペアレントプログラム・ペアレントトレーニングの実施　など
③ピアサポート推進事業	・同じ悩みをもつ本人同士や発達障害児をもつ保護者同士などの集まる場の提供 ・集まる場を提供する際のこどもの一時預かり　など

スメントにより把握したニーズに基づき，訪問先施設の都合にあわせながら訪問日の日程調整を行ったうえで，保育所などを訪問し，こどもの様子を丁寧に観察し，こども本人に対する支援（集団生活への適応や日常生活動作の支援など）や訪問先施設の職員に対する支援（こどもへの理解や特性をふまえた支援方法やかかわり方の助言など），支援後のカンファレンスなどにおけるフィードバック（支援の対象となるこどものニーズや今後の支援の進め方など）を提供することを通じて，こどもの集団生活への適応を支援するとともに，こどもの特性をふまえたかかわり方や環境の調整などについて助言していくものです．

都道府県の役割として，発達障害者支援センターを設置し，発達障害者支援地域協議会において，自治体の支援ニーズや支援体制の現状などを把握することがあげられます．また，発達障害者支援センターにおける相談・コンサルテーションの実施（家族か

COLUMN　1歳6か月児健診，3歳児健診での気づき

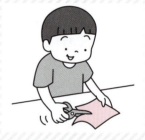

5歳児健診を行うことで，健診医，保健師などのスタッフはより早期に支援の必要性に気づくことができます．1歳6か月児健診，3歳児健診における発達課題の抽出についてここで紹介します．

5歳児健康相談で経過観察となったこどものうち，28.6％が3歳児健診で異常なしと判定されていたとの報告があります．この5歳児健康相談の判定結果と関連していた3歳児健診の問診項目は，「ハサミが使えるか」「赤青黄緑がわかるか」でした[52]．

別の報告では，3歳児健診と1歳6か月児健診との比較で，3歳児健診を受診した326名中，発達障害もしくは疑いの診断名が記載された10名が，1歳6か月児健診でできない割合が有意に高かったのは，問診項目の「意味のある言葉を話す」「コップを持って飲む」「食事の時にスプーンやフォークを使う」，簡易発達検査の「絵カード指差し」でした[53]．

1歳6か月児健診で，Modified Checklist for Autism in Toddlers（M-CHAT）を用いた問診を行っている市区町村もあり[54]，3歳以下での発達障害の早期介入が推奨されています[55]．

1歳6か月児健診，3歳児健診においても，5歳児健診と同様に，こどもの特性への気づきを高めることが有用であると考えられます．

らの相談に応じた適切な助言），発達障害者地域支援マネージャーによる市区町村，事業所，医療機関などの連携の促進なども重要な役割です．

診断を受けてから支援を開始するのではなく，こどもや家族の困りごとを少なくして，毎日が親子にとって暮らしやすくなるように，診断前から使える地域資源を整理して，関係機関と連携体制をつくっていくことが望まれます．

（是松聖悟）

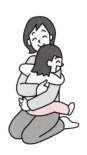

03 知っておきたい特別支援教育の体制

POINT
- 特別支援教育を受けるには，ルールがあることを知っておく必要があります．
- そのルールとは，学校教育法施行令第二十二条の三および文部科学省初等中等教育局長通知（25文科初第756号）であり，これを原則として個別に判断し決定します．

障害の種類と特別支援教育

　様々な障害のあるこどもが，学校という組織のなかでどのような教育が受けられるのか，あるいはどのような場所がその子に適した教育の場なのかについては，悩むことが多いのが実情です．これは学校教育への期待の大きさの表れだろうと思われます．

　教育の場としては，特別支援学校，特別支援学級，通級指導教室など様々なものがあります（p.83参照）．学校教育法施行令第二十二条の三および文部科学省初等中等教育局長通知（25文科初第756号）に，それぞれ対象となる障害種と程度が示されています（表1〜3）[56) 57)]．こうした基準を原則として，教育支援委員会において個別に判断し決定する仕組みになっています．

通常の学級

通級指導教室

特別支援学校

特別支援学級

交流級

表1 特別支援学校の対象となる障害種と程度

区分	障害の程度
視覚障害者	両眼の視力がおおむね〇・三未満のもの又は視力以外の視機能障害が高度のもののうち，拡大鏡等の使用によっても通常の文字，図形等の視覚による認識が不可能又は著しく困難な程度のもの
聴覚障害者	両耳の聴力レベルがおおむね六〇デシベル以上のもののうち，補聴器等の使用によっても通常の話声を解することが不可能又は著しく困難な程度のもの
知的障害者	一 知的発達の遅滞があり，他人との意思疎通が困難で日常生活を営むのに頻繁に援助を必要とする程度のもの 二 知的発達の遅滞の程度が前号に掲げる程度に達しないもののうち，社会生活への適応が著しく困難なもの
肢体不自由者	一 肢体不自由の状態が補装具の使用によっても歩行，筆記等日常生活における基本的な動作が不可能又は困難な程度のもの 二 肢体不自由の状態が前号に掲げる程度に達しないもののうち，常時の医学的観察指導を必要とする程度のもの
病弱者	一 慢性の呼吸器疾患，腎臓疾患及び神経疾患，悪性新生物その他の疾患の状態が継続して医療又は生活規制を必要とする程度のもの 二 身体虚弱の状態が継続して生活規制を必要とする程度のもの

(「学校教育法施行令」第二十二条の三[56])

表2 特別支援学級の対象となる障害種と程度

障害種	障害の程度
知的障害者	知的発達の遅滞があり，他人との意思疎通に軽度の困難があり日常生活を営むのに一部援助が必要で，社会生活への適応が困難である程度のもの
肢体不自由者	補装具によっても歩行や筆記等日常生活における基本的な動作に軽度の困難がある程度のもの
病弱者及び身体虚弱者	一 慢性の呼吸器疾患その他疾患の状態が持続的又は間欠的に医療又は生活の管理を必要とする程度のもの 二 身体虚弱の状態が持続的に生活の管理を必要とする程度のもの
弱視者	拡大鏡等の使用によっても通常の文字，図形等の視覚による認識が困難な程度のもの
難聴者	補聴器等の使用によっても通常の話声を解することが困難な程度のもの
言語障害者	口蓋裂，構音器官のまひ等器質的又は機能的な構音障害のある者，吃音等話し言葉におけるリズムの障害のある者，話す，聞く等言語機能の基礎的事項に発達の遅れがある者，その他これに準じる者（これらの障害が主として他の障害に起因するものではない者に限る。）で，その程度が著しいもの
自閉症・情緒障害者	一 自閉症又はそれに類するもので，他人との意思疎通及び対人関係の形成が困難である程度のもの 二 主として心理的な要因による選択性かん黙等があるもので，社会生活への適応が困難である程度のもの

〔文部科学省初等中等教育局長：障害のある児童生徒等に対する早期からの一貫した支援について（通知）（25文科初第756号，平成25年10月4日）[57]〕

5 地域でできるフォローアップ

表3　通級による指導の対象となる障害種と程度

障害種	障害の程度
言語障害者	口蓋裂，構音器官のまひ等器質的又は機能的な構音障害のある者，吃音等話し言葉におけるリズムの障害のある者，話す，聞く等言語機能の基礎的事項に発達の遅れがある者，その他これに準じる者（これらの障害が主として他の障害に起因するものではない者に限る．）で，通常の学級での学習におおむね参加でき，一部特別な指導を必要とする程度のもの
自閉症者	自閉症又はそれに類するもので，通常の学級での学習におおむね参加でき，一部特別な指導を必要とする程度のもの
情緒障害者	主として心理的な要因による選択性かん黙等があるもので，通常の学級での学習におおむね参加でき，一部特別な指導を必要とする程度のもの
弱視者	拡大鏡等の使用によっても通常の文字，図形等の視覚による認識が困難な程度の者で，通常の学級での学習におおむね参加でき，一部特別な指導を必要とするもの
難聴者	補聴器等の使用によっても通常の話声を解することが困難な程度の者で，通常の学級での学習におおむね参加でき，一部特別な指導を必要とするもの
学習障害者	全般的な知的発達に遅れはないが，聞く，話す，読む，書く，計算する又は推論する能力のうち特定のものの習得と使用に著しい困難を示すもので，一部特別な指導を必要とする程度のもの
注意欠陥多動性障害者	年齢又は発達に不釣り合いな注意力，又は衝動性・多動性が認められ，社会的な活動や学業の機能に支障をきたすもので，一部特別な指導を必要とする程度のもの
肢体不自由者，病弱者及び身体虚弱者	肢体不自由，病弱又は身体虚弱の程度が，通常の学級での学習におおむね参加でき，一部特別な指導を必要とする程度のもの

〔文部科学省初等中等教育局長：障害のある児童生徒等に対する早期からの一貫した支援について（通知）（25文科初第756号，平成25年10月4日）[57]〕

教育の場を決定する手続き

　就学先の決定は，都道府県や市区町村に設置してある教育支援委員会で検討し，保護者との間で合意形成をはかったのちに，教育委員会が決定通知を出します．

　その手続きは各自治体で様々であり，特に診断書の必要性については，必ず提出を求める自治体から全く不要な自治体まで幅があります．人口が多い大都市部では診断書の提出を求めないことが多くなっていますが，地方では診断書の提出を必須としている地域があり，発達障害のこどもの病院受診の待機期間が長い原因の1つとなっています．法的には診断書は必須ではありません．

（小枝達也）

Case Study

地域のフォローアップ体制の具体例

先んじて5歳児健診を開始した市区町村では，それぞれの地域の限られたリソースを使って，有効な健診がなされてきました．ここではいくつかの具体例を提示します．

Case 01　鳥取県大山町

今般の5歳児健診は，鳥取県大山町からはじまりました．1996年の秋のことです．3歳児健診に出向いた時に，保健師（当時は保健婦）から「5歳児健診をやってみませんか」と声をかけられました．日頃からその必要性を話していたのに応えてくれた形でした．

大山町の5歳児健診は，保育所単位で保健センターに出向いて行われます．そのため，待合は保育所の遊戯室のようににぎやかです．保護者も顔なじみ同士で世間話に余念がありません．5歳児健診には教育委員会も参加しており，待っている時間に就学に向けた準備について，近隣の小学校の校長が講話をしてくれたこともあります．

診察場面には担任の保育士が同席してくれ，普段の園生活での様子も直接聴くことができます．気になったこどもと家族については，健診後カンファレンスで保健師，歯科助手，栄養士，教師，医師などで情報を共有し，心理発達相談，教育相談などの専門相談や療育センターなどを紹介します．

1996年に行った初回の5歳児健診後に，一番喜んでくれたのは保育士の方たちでした．「落ち着きがなくて，来年就学なのに大丈夫かしら」と心配しているこどもの保護者に落ち着きがないことを伝えても，「3歳児健診では何も言われなかった」と反発されて困っていたところに，5歳児健診で医師が保護者に「落ち着きがないですね．生活指導をしても落ち着きがないようなら，私の外来にいらっしゃい」と言ってくれたからです．

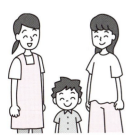

5歳児健診をきっかけに，保護者と発達上の課題を共有でき，一緒に就学について考えることができたと大変喜んでもらえました．

（小枝達也）

Case 02　大分県竹田市

　大分県竹田市では 2007 年から 5 歳児健診を実施しています．小児科医，保健師，栄養士，特別支援学校教諭，保育士，幼稚園教諭，母子保健推進員による悉皆健診で，2014 年までのまとめでは 43％のこどもが要経過観察と判定されました．うち，医療機関を紹介されたのは 2.5％，療育施設を紹介されたのは 4.1％のみで，多くは地域の保健師，保育士，幼稚園教諭，心理士，教育委員会関係職員などが，保護者とともに，こどもが苦手分野を克服できるよう連携していました（図）[45]．

　フォローアップ体制として，フォローアップ相談会を年 6 回開催しています．そこには，療育機関小児科医，特別支援学校教諭，心理士，作業療法士，言語聴覚士，教育委員会指導主事，保健師が参画し，5 歳児健診であげられた課題が克服されているかを確認し，必要に応じて助言を行っています．専門医療機関に紹介することもあります．

　小学校入学後も支援が継続された 40 名のうち，38 名が通常の小学校に入学し，33 名は通常の学級に配属されました．のちに 1 名のみが不登校となりましたが，39 名は不登校となることなく学校生活を送っていました（図）[45) 58)]．

　さらに，5 歳児健診開始後に竹田市全体で不登校児童の減少がみられました．竹田市の小学校の不登校児童は，2006 ～ 2008 年 0.25％，2009 ～ 2011 年 0.45％，2012 ～ 2014 年 0.04％と有意に減少しました（表）[45]．

　また，竹田市では子育て支援の一環として，5 歳児健診で予防接種の接種漏れと，就学までに必要な予防接種の確認を行っています．加えて，2006 年より，当時任意予防接種であった水痘ワクチンと，今も任意予防接種であるおたふくかぜワクチンの全額公費助成を開始しました．それにより，これらの感染症の減少，高い費用対効果[59)] が得

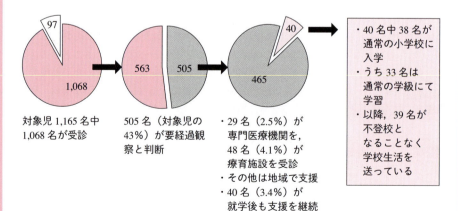

図　竹田市の 5 歳児健診の結果

（Korematsu S, et al：Pre-school development and behavior screening with a consecutive support programs for 5-year-olds reduces the rate of school refusal. Brain Dev 2016；38：373-376[45)] をもとに作成）

表　竹田市の不登校児童の推移

年	2006	2007	2008	2009	2010	2011	2012	2013	2014
不登校児	3	3	2	4	5	4	0	1	0
全児童数	1,125	1,075	1,046	1,003	949	937	898	874	874
%	\multicolumn{3}{c}{0.25（2006～2008年）}			0.45（2009～2011年）			0.04（2012～2014年）	

（Korematsu S, et al：Pre-school development and behavior screening with a consecutive support programs for 5-year-olds reduces the rate of school refusal. Brain Dev 2016；38：373-376[45]）

られただけでなく，合計特殊出生率が増加[60]する効果も得られました．

大分県津久見市

　大分県津久見市では 2008 年から 5 歳児健診を実施しています．小児科医，保健師，管理栄養士，心理士，言語聴覚士，歯科衛生士，教育委員会指導主事，家庭児童相談員による悉皆健診で，フルーツバスケットなどでの集団行動観察も行っています．その結果を保育所などと共有し，集団生活のなかでも苦手の克服ができるように取り組んでいます．保健師を中心とした定期フォロー，巡回療育相談，認定こども園巡回訪問の他，市教育委員会と保育所などは年 5 回，合同会議を開き，入学前に発達障害の傾向をもつこどもの情報を共有しています．必要に応じてかかりつけの小児科医から療育や専門医療機関に紹介することもあります．

大分県豊後高田市

　大分県では 2012 年から県の委託事業として 18 市町村中 15 市町が 5 歳児悉皆健診もしくは 5 歳児相談会を実施しており[58]，大分県豊後高田市でも 2012 年から 5 歳児健診を実施しています．小児科医，保健師，栄養士，保育士，看護師，歯科衛生士などによる悉皆健診で，支援が必要と判断されたこどもは，年 3 回の 5 歳児フォロー相談会を受診します．フォロー相談会は小児科医，保健師，作業療法士，言語聴覚士，心理士，教育委員会，スクールソーシャルワーカーが担当しています．5 歳児健診，5 歳児フォロー相談会ともに，待ち時間，製作や遊びなどの様子を保育士や作業療法士が観察し，時に一緒に遊びます．そこで見出した所見を保護者にフィードバックし，その対処法を助言します．必要に応じて療育や，専門医療機関に紹介することもあります．

大分県由布市

　大分県由布市では2014年から5歳児健診を実施しています．悉皆健診ではありませんが，すべての5歳児に子どもの強さと困難さアンケート（Strengths and Difficulties Questionnaire：SDQ）（p.42参照）を実施し，保護者のみならず保育士，幼稚園教諭からも情報を得ています．その後，保健師，心理士，子育て支援課職員，教育委員会就学相談員が，保育所などを巡回します．保育士などはそこでフルーツバスケットなどを行い，それを集団観察します．

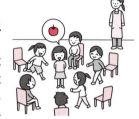

　そこでピックアップされたこどもに対して，内科医や小児科医，保健師，心理士が担当して一次健診が行われます．この一次健診を地元の医師が行うために，実施前に小児神経専門医が医師会にて研修会を実施しました．一次健診後に，専門医，保健師，教育委員会就学相談員による二次健診が行われ，その結果をもとに保健師を中心とした定期フォローを行います．必要に応じて療育や専門医療機関に紹介することもあります．

　さらに就学後，7歳時に保護者と小学校の担任によるSDQの再検が実施されています．この結果から，向社会性と行為は改善していましたが，仲間関係と多動は改善していなかったことがわかりました[61]．

埼玉県川越市

　埼玉県川越市では2024年下半期から5歳児健診を実施しています．悉皆健診ではなく，抽出健診です．事前に保護者に2次元バーコードが添付されているアンケートを送り，その回答を保健師が確認して受診勧奨する場合と，保護者の希望で受診される場合があります．

　川越市は人口35万人で，該当の学年の幼児は約2,400人です．2025年4月からは月2回の健診で1回あたり約15人を定員として行うことにしています．診察では，動作模倣，協調運動などは集団で行い，保育士が見本を見せて実施し，保健師が観察します．じゃんけん，しりとり，20秒閉眼を保健師が個別で観察し，言語理解力，構音，概念，左右分別は病院小児科医と開業小児科医が行っています[44]．専門相談では，栄養士，心理相談員，市児童発達支援センター職員，教育センター職員などが相談を受けています．

（是松聖悟）

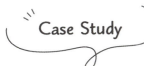

5歳児健診とその後のフォローアップによる好事例

　5歳児健診を実施する市区町村においては，成長・発達の観点から，くり返し相談できる場を提供することが必要です．その例として，フォローアップ相談会や，関係者による定期的な検討会の実施など，多職種が連携して継続的にフォローアップする体制を整備することが重要です．

　ここでは，地域でのフォローアップの好事例を紹介します．

 5歳児健診で多動を指摘されたDちゃん

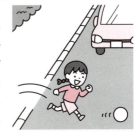

　5歳児健診にて，集団行動がとれない，道路に飛び出すなどの多動を指摘されたため，保健師による子育て相談を受けました．そこでの助言をもとに，保育所と家庭で，事前の声かけ，集団行動をとった時にほめるなどをしたところ，徐々に集団行動がとれるようになり，衝動性も軽減していきました．かかりつけ医にも定期的に受診し，本人の変化をみてもらい，その都度助言を受けています．

　小学校入学後も落ち着いて学校生活を送ることができています．

 5歳児健診で人見知りを指摘されたEちゃん

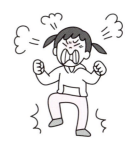

　5歳児健診にて，慣れない環境で動きが止まってしまうこと，それを促すとかんしゃくを起こすことが指摘されました．保健師による子育て相談，心理士による心理発達相談，教育委員会指導主事による教育相談を受け，そこでの助言をもとに，幼稚園や家庭で，新しいことをする場合には見通しが立つような事前の声かけをする，はじめて行く遠足の場所などは家族が事前に連れていくなどをするようにしました．その後，保健師，幼稚園，保護者とで定期的に連絡をとりあっていましたが，なかなか改善しないため，児童発達支援センターに紹介しました．

療育を開始後，人見知りは残るものの，少しずつ環境への適応ができるようになりました．教育委員会とも情報共有し，入学にあたり，教育委員会から健診やその後の情報を学校に申し送り，校内でも配慮してもらえています．

Case 03　5歳児健診でコミュニケーションが苦手なことを指摘されたFちゃん

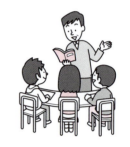

　5歳児健診にて，目が合わず，自分の話したいことを話し続けてコミュニケーションがとれないことを指摘されました．児童発達支援センター職員による療育相談と特別支援学校コーディネーターによる教育相談を受けました．そこで児童発達支援センターの利用を開始することと，特別支援学級をすすめられました．

　保護者は当初，受け入れることができませんでしたが，保育士や教育委員会とのたび重なる話し合い，児童発達支援センターの職員の意見なども聴き，特別支援学級での就学を決めました．

　入学後，楽しく学校生活を送っており，徐々に会話が成立するようになっています．

Case 04　5歳児健診で保護者が支援を受け入れられなかったGちゃん

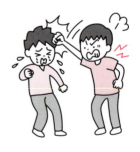

　5歳児健診前に，保育所から友人のものをとる，手をあげる，暴れるなどの情報がありましたが，健診では保護者からその相談はありませんでした．診察で多動傾向がみられたため，医師と保健師はフォローアップを提案しましたが，保護者には「様子をみたい」と言われました．ただし，保育所への情報提供の同意は得られたため，健診後カンファレンスで検討し，保育所で巡回相談などの福祉サービスを利用しながら，保育のなかでこどもが成長できるよう試みることにしました．

　やがて保護者から保健師にこどもの暴力の相談があったため，教育委員会の就学相談に加え，かかりつけ医に専門医療機関への紹介を依頼しました．

　入学後は少し落ち着きをみせていましたが，友人トラブルは残るため，投薬が開始されています．

（是松聖悟）

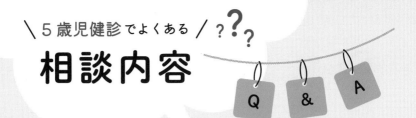

5歳児健診でよくある 相談内容 Q&A

5歳児健診ではいくつかの課題が見えてくるとともに，その対処法が質問されます．速やかに専門相談ができる場合はよいのですが，そうでない場合は，健診医や保健師からある程度の助言ができると，健診の日から保護者が取り組むことができます．
ここでは，よくある相談内容と，助言の具体例をいくつか紹介します．

Q1 きょうだいでのけんかやもめごとが多い

A1 　一般的に，こどもの行動は大人に比べて乱暴で唐突です．こどもは，相手に不満がある場合，言葉でうまく伝えることができず，相手のことを思いやることもまだできないために，とっさに身体で反応してしまいます．決して弟や妹が憎くてやっているのではなく，自己表現の未熟さから生じる行動ですので，あまり心配しすぎることはないでしょう．いつも下の子が泣かされるので，親はついつい上の子を叱りがちですが，ケガをしない程度であれば，黙って見守って大丈夫でしょう．そのうち，下の子も泣かされない術を身につけていくと思います．また，甘えたいこどもには「お兄ちゃんなのにダメね」などと言わず，時々しっかりと抱きしめてあげてください．「あなたもわたしのかわいい子よ」ということが肌で感じられれば，こどもは安心し，情緒が安定します．

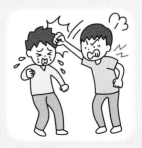

Q2 家族や友達を叩く，物を投げるなどの暴力行為

A2 こどもの行動には必ず理由があります．ですから理由を聞いて，まずは共感してあげてください．しかし，危険な行動は容認できませんので，「お母さん，お父さんは叩かれて痛かったよ，悲しかったよ」「こうしたほうがいいよ」「こうしたらうれしいよ」などと教えていくことが大切です．

Q3 かんしゃくを起こしやすい，怒りっぽい

A3 誰にでも譲れないことがあります．また，大切にしているものを壊されたりした時に怒りを抑えきれないこともあるのではないでしょうか？ かんしゃくもちのこどもでは，それが頻繁に生じているのです．本人もとてもつらい思いをしています．ですから，まずはクールダウンさせ，クールダウン後につらい思いをしたことに共感してあげてください．理由を聞くのもよいと思います．理由が言えないこともあるかもしれませんし，不適切な理由のこともあるでしょう．不適切と思った場合は，「こうしたほうがいいよ」「こうしたらお母さん，お父さんはうれしいよ」などと教えてあげてください．また，カッとなった時にこぶしを握るとか，クールダウンするための方法を一緒に考えるのもよいでしょう．そして，その次に同じことがあった時に，少しでも我慢できたらそれを成功体験にしてほめてあげる，もしくは一緒に喜んであげてください．そのくり返しが大切です．一方，かんしゃくによって何かを買ってもらうなどの利得が得られる経験から，わざとかんしゃくを起こすこどももいます．かんしゃくに折れてしまうことのない，保護者のぶれない態度も必要です．

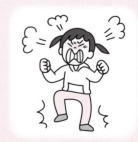

Q4 何度注意しても同じことをする

A4 叱るよりも，くり返し教えていくことが大切です．長いお説教をしても耳に入っていないことが多いです．短い言葉で，「こうしたほうがいいよ」「こうしたらお母さん，お父さんはうれしいよ」などと教えてあげてください．また，「ちゃんとしなさい」などと言っていないでしょうか？ ちゃんとできないこどもは，「ちゃんと」が何かわからないからできないこともあります．具体的に何をすればよいのかを教えてあげてください．そして，その次に同じことがあった時に，少しでもできたらそれを成功体験にしてほめてあげる，もしくは一緒に喜んであげてください．そのくり返しが大切です．一方，好ましくない態度をとることで生じる周囲の反応を，「着目されている」と勘違いしているこどももいます．そのような場合，好ましくない態度に過剰反応するよりも，関心のないように装うことが有効な場合もあります．

Q5 集団活動，行動が難しい，集団での指示が理解できない

A5 集団活動に参加できないこどもは，その理由を分析してみることが大切です．例えば，新しいことに取り組むことが苦手で参加できないのか，活動の意味が理解できないのか，活動への集中が難しいのか，自分の好きな活動は取り組めるが興味がないものは楽しめないのかなど，理由について把握したうえで，こどもに合った対応を検討してみることが大切です．こどもにとってどのような活動なら参加できるのか，少しでも参加できる活動はないかなどを検討し，無理のない小さな目標を決め，少しずつ進めていきましょう．集団活動への参加が少しでもできた場合には，しっかりほめてあげましょう．こどもの気持ちに寄り添い，できたことをくり返しほめることで，少しでもこどもの自信につながるよう支援していきましょう．

Q6 新しい場所やはじめての活動を嫌う，不安・緊張が強い

A6 新しい場所などで立ちすくんでいるこども，発表会などで棒立ちになって泣いているこどもなどは，とても不安が強いのだと思われます．崖の上で立ちすくんでいるのと同じだと考えてください．こどもが不安を軽減できるよう，はじめての場所やものへのかかわり方を具体的に示したり，事前に説明したり，その場所の写真などを見せておくのもよいでしょう．また，怖くてたまらなかった場合の逃げ場を教えておくことも安心材料となることがあります．そして，少しずつ慣れてきたらほめてあげましょう．一緒に喜ぶと次の挑戦の意欲もわいてきます．

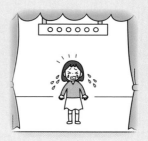

Q7 自分の意思を伝えることが苦手

A7 相手の言っていることがわからない場合には，「なーに？」と聞く練習からはじめてはどうでしょうか？「なーに？」と言えるようになったら，ほめる，もしくは一緒に喜びましょう．また，「いつ」「だれと」「どこで」「何をした」の順に聞いて答えさせると徐々にできるようになることもあります．それが難しい場合は，まずは，「うれしい」「かなしい」「いや」などの気持ちを書いた絵カードをつくって，それを出すことからはじめるとよいこともあります．これは，気持ちを伝えることが苦手なこどもに有効な方法ですが，逆に，相手の気持ちを理解するのが苦手なこどもに，周りの人が絵カードを出してコミュニケーションをはかることにも活用できます．

Q8 行動（気持ち）の切り替えが苦手

A8　行動（気持ち）の切り替えが難しい理由としては，先の見通しが立てられない，切り替えのタイミングがわからないなどがあります．口頭だけではなく，絵や文字などを使い，前もって次の行動予定を伝えたり，「終わり」の時間や回数などを伝えたり，次の行動に移る準備ができるように工夫してあげましょう．切り替えられずにかんしゃくに至る場合は，Q3　かんしゃくを起こしやすい，怒りっぽいと同様に対処しましょう．

Q9 こだわりが強い（ものや手順）

A9　物事へのこだわりは，ある面ではプラスに評価されます．日常生活や集団生活に影響しないこだわりであればそのまま受け入れてあげてもよいでしょう．しかし，過剰なこだわりは正常な日常生活を困難にすることもあります．「こうしたほうがいいよ」「こうしたらうれしいよ」などと教えていくことが大切です．止めるべき行動がなかなか止められない，切り替えができないこどもは，行動をはじめる前にあらかじめ終わりの時刻を決めておき，その時刻に向かって何度も終わりのメッセージを発するとよいでしょう．自閉スペクトラム症のこどもは時計が好きなこともあるため，時計を活用するとうまくいくことがあります．

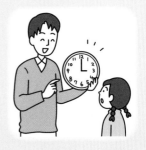

Q10 落ち着きがない，集中力がない

A10 周囲に気が散るものを置かないことや，1つの作業の時間を短時間にして，別の作業に移るなどの工夫が必要です．また，こどもがそのことに興味がないのかもしれません．興味をもてるように工夫して接してあげることが必要です．さらに，こどもが興味をもつことがあれば積極的に応援して，うまくできたらほめてあげてください．

Q11 夜なかなか寝ない，早起きができない

A11 夜なかなか寝ない原因は様々ですが，昼寝が長いと就寝時刻も遅くなりがちです．また，就寝前に動画などを見ると，光への曝露が原因となって，メラトニンという睡眠を誘導するホルモンが出にくくなり，寝つきが悪くなり，中途覚醒も起きやすくなります．就寝が遅いと早起きも苦手になります．5歳児健診が，家庭での基本的生活習慣をもう1度確認してもらうよい機会となるよう，早寝・早起き，食習慣，排泄リズム，メディアの使い方を考え直してみてはいかがでしょうか？夜のメディア視聴（ゲーム，スマートフォンなど）は避けましょう．どうしても眠れないこどもには保護者と話をしながら休むことも有効です．早起きができるようになると早寝になり，質のよい睡眠がとれ，日中の活動によい影響が出ます．

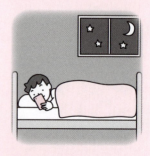

Q12　爪かみをする

A12　何らかの不安やストレスなどを抱えた時，うまく言葉で表すことができず，爪かみなどの行為になって表れます．こどもなりに不安やストレスを解消したり，気持ちを紛らわせようとしているので，叱ったり禁止したりして強制的にやめさせようとすると，かえって悪化します．行為そのものをやめさせようと必死になるより，不安やストレスを取り除くようにスキンシップをとったり，遊びに誘ったり，「いやだったんだね」「さびしかったんだね」と気持ちを代弁したりして，こどもの感情に寄り添い，共感することが有効です．

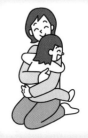

Q13　自慰行為がある

A13　自慰行為自体については否定せず，性教育の絵本などを利用して，「悪いことではないけど，人前ではやめようね」などと声かけをするとよいでしょう．

Q14　箸の持ち方が悪い

A14　鉛筆や箸などの道具を上手に持つためには，道具を持たない場面で手をしっかり使って遊ぶ体験が大切です．「にぎる」「ひらく」「ひらいた状態で体を支える」「にぎった状態で力を込める」「つまむ」「はめる」など，手の機能の発達や指先の器用さを促す遊びをたくさん取り入れましょう．こういった土台をつくったうえで，こどもの手の大きさにあわせた物を選んだり，安定して握りやすいものから持たせたりすることが大切です．箸は，中指の先から手首までの長さに 3 cm 加えた長さが持ちやすいといわれています．リングのついた箸を使って練習するのもよいでしょう．

Q15 夜尿が続く

A15 　5歳を過ぎても，週2〜3回以上の頻度で3か月以上続く夜間睡眠中の尿失禁を，夜尿といいます．小学1年生の10%で夜尿があるともいわれています．昼間もおもらしがある場合は，病気が潜んでいる可能性がありますが，夜尿だけであればその可能性は高くありません．夕食後には水分摂取を控え，就寝前には排尿することが大切です．夜間に起こして排尿させるのはおすすめできません．アラーム療法といって，おもらしのはじめにアラームが鳴ってからトイレで排尿させる訓練が有効なことがありますので，かかりつけ医に相談するとよいでしょう．

Q16 チック

A16 　チックには，瞬きをする，首を振る，肩をゆする，声が出るなど多くのタイプがあります．チックはこどもが意図して行っているものではないので，注意してやめさせるのは有効ではありません．生活上のストレスが原因といわれることが多いのですが，本人の素因が関係していることもありますので，1度かかりつけ医に相談してみましょう．

Q17 しつけの仕方がわからない

A17 　何度教えても望ましい行動をしてくれないこどもに，保護者がストレスを抱えていることがあります．ついつい感情的になってこどもを叱責してしまうこともあるかもしれませんが，それは逆効果にもなります．怒るのでなく，教えるという態度が大切です．「それはだめ」ではなく，「こうしたらいいよ」「こうしたらうれしいよ」などと教えるほうがよいです．そして，愛情がこどもに伝わるよう，抱きしめてあげるなどしてあげてください．もちろん，保護者が気分転換する時間を設けたり，子育てに協力してくれる人をつくることも大切です．

Q18 偏食する

A18 こどもの偏食の原因はいくつかあります．感覚過敏が原因であれば好きな食感や色を探す，食べるものと思っていないことが原因であれば（例えば米だけのおにぎりだけがおにぎりで，海苔が巻かれているものはおにぎりではないと思っている），好きなものと同じであることを教える，偏食を叱られる食事の時間への不安が原因であれば，家族で楽しく，「おいしいね」と言いながら食べる，力が弱いことが原因であれば食べやすい形態にする，踏ん張れる足置きを置くなどの工夫をするとよいでしょう．また，家族と楽しく話をしながら食事をすることが大事です．さらに，料理のお手伝い（お皿を並べたり，洗ったり，料理をつくったり）を楽しみながらする，食べ物には，赤（体をつくるもとになる食品），黄（エネルギーのもととなる食品），緑（体の調子を整える食品）があることを教える，食べ物に関する絵本の読み聞かせをすることなどにより，食べ物への興味が高まり，食べる意欲がわき，偏食が改善することもあります．

Q19 おやつばかり食べる

A19 まずは，3食とおやつの摂取状況を保護者と確認しあいましょう．保護者の仕事の都合などで欠食の習慣がついている場合もあります．次に，身長と体重の測定値を発育曲線などのグラフで確認し，成長期に必要な栄養摂取量の目安の資料などを示したうえで，摂取量の不足や過多（糖分摂取過多なども），偏り，嗜好品（菓子，ジュースなど）による影響があれば見直しましょう．料理の苦手な場合でも食事の準備ができるよう，市販のものなどを上手く活用しましょう．また日中，楽しく体を動かす時間が60分に満たな

い場合は運動不足で食欲がわかない可能性もありますので，その場合は楽しく遊ぶ時間を増やすようにしましょう．この時期のおやつは3回の食事でとれなかった食事の補いの意味があります．おやつの時間を決めて，適量のみ出しましょう．買いだめはせずに，また出された以上の量がどこかにあることをこどもに知られないようにしましょう．水分などと一緒に出し，楽しい話をしながら過ごしましょう．おやつの時間以外に欲しがる時は，遊びに誘うなど，気を紛らわしましょう．食後のおやつは，食事を食べたがらない理由になるので避けましょう．

Q20 食物アレルギーの心配

A20 食物アレルギーの症状には，じんましん・湿疹・下痢・嘔吐・鼻閉・咳嗽・呼吸困難などがあります．食事の後にこうした症状が現れた時には，必ずかかりつけ医に相談しましょう．その際に，「何歳頃に」「何を」「どれくらい食べて」「何分後に」「どのような症状が出たのか」などの情報は，食物アレルギーの原因となる食物や重症度などを予測する際に有用ですので，母子健康手帳などに記録しておくとよいでしょう．また，幼い頃にじんましんが出たことがある，医師による食物アレルギーの診断を受けたなどの理由で，以後，ずっとその食物を除去していることがありますが，成長とともに食べることができるようになることもあります．食物アレルギーは症状が出ない範囲の量を少しずつ食べていくことで克服することもできます．例えば，卵アレルギーであっても，卵を含むものすべてが食べられないのではないことも少なくありません．コロッケやハンバーグなどは食べることができることもあります．かかりつけ医に相談するとよいでしょう．

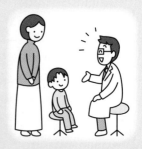

Q21 文字に興味がない，覚えない

A21 こどもによっては苦手意識が強く，避ける傾向がみられることもあります．その場合，好きなことから克服のきっかけにならないか試すとよいでしょう．例えば，電車が好きなこどもであれば，電車の絵本の読み聞かせをし，その絵に記載されている電車の名前や，電車の行き先の名前などから教えていく，自分や家族の名前の読みがなを教えていく，数字が好きなら数字の読みがなから教えるなどです．また，文字を「図形」として認識しているこどももいるので，絵入りの50音表を貼るなども有効なことがあります．

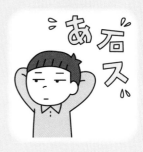

Q22 吃音がある

A22 吃音とは言葉を滑らかに話すことができない状態のことで，話しはじめの音がなかなか出ず，出た時は大きな声になる（…おっはよう），はじめの音をくり返す（お‥，お‥，おはよう），言葉を伸ばす（おーっはよう）などの症状がみられます．はじめの音を発する際に身体を動かすといった随伴症状がみられることもあります．幼児期では8％前後の頻度でみられ，7〜8割は自然治癒します．注意しても改善しないので，吃音を叱らないようにしましょう．吃音があると遊びや活動への参加に苦労するために，本人や家族の悩みは深刻であることが少なくありません．かかりつけ医や心理担当職員，言語聴覚士に相談してみましょう．

Q23 滑舌が悪い

A23 滑舌が悪いこどもには，ハーモニカ，ラッパ，シャボン玉遊びなど，口を使う遊びをさせてみてください．サ行，ザ行が苦手なこどもは，舌を前歯より約1 cm出させ，その上にストローをのせ，前歯で軽く噛み，コップの水を吸ったり，ブクブク吹いたりすることで上手に発音できるようになることもあります．カ行，ガ行が苦手なこどもは，口に水を含んで吹く，または口を開けてうがいするなどで発音できるようになることもあります．

Q24 感覚過敏

A24 嫌がるこどもに強制的に慣れさせることはおすすめしません．聴覚過敏があるこどもはイヤーマフ，視覚過敏があるこどもはサングラス，嗅覚過敏があるこどもはマスク，触覚過敏のあるこどもは遊びのなかで少しずつ慣れさせる，味覚過敏のあるこどもはそのこどもが好きな食感を探す，もしくは「キャラ弁」など楽しみながら食べることができる工夫をするとよいでしょう．

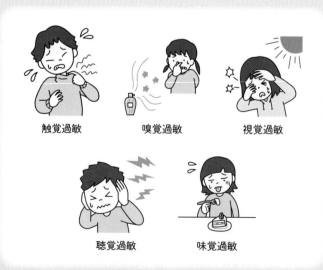

触覚過敏　　嗅覚過敏　　視覚過敏

聴覚過敏　　味覚過敏

Q25　体がくねくねしてきちんと座れない

A25　まず，椅子がそのこどもにとって高すぎたりしないかの確認が必要です．その場合，滑り止めを敷く，足置きを置くなどの工夫をしてみてください．それで解決しない場合は，危険のない範囲でバランスボールに座る，雑巾がけなどの全身を使った遊びをするなどにより，体幹がしっかりするようになることもあります．

Q26　数の概念が定着しない

A26　日常の遊びのなかで，「○○が何個あるね」などの会話をたくさんするとよいでしょう．

Q27　字が読めない

A27　絵と字をセットにしたカードをつくってそれを用いて遊ぶ，読みやすい大きさやフォントにするなどの工夫があるとよいでしょう．

(是松聖悟)

資　料

幼児の身体発育曲線

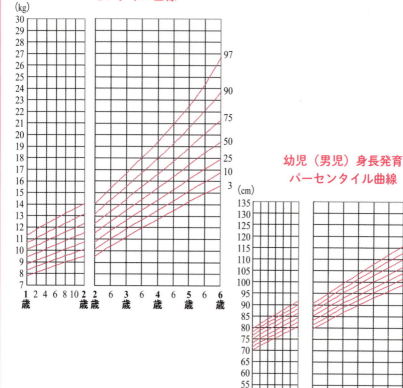

〔厚生労働省雇用均等・児童家庭局：平成 12 年 乳幼児身体発育調査報告書（平成 13 年 10 月）　https://www.mhlw.go.jp/houdou/0110/h1024-4c.html#zu1-8（2024 年 12 月 19 日閲覧）〕

幼児の身長体重曲線（男児）

（身長 70〜118 cm のデータを基に 2 次曲線で近似した成績を採用）

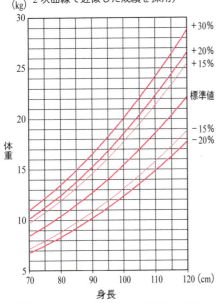

近似式：$Y = 0.00206 X^2 - 0.1166 X + 6.5273$

幼児（女児）体重発育パーセンタイル曲線

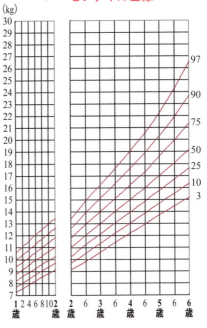

〔厚生労働省雇用均等・児童家庭局：平成 12 年 乳幼児身体発育調査報告書（平成 13 年 10 月）　https://www.mhlw.go.jp/houdou/0110/h1024-4c.html#zu1-8（2024 年 12 月 19 日閲覧）〕

幼児（女児）身長発育パーセンタイル曲線

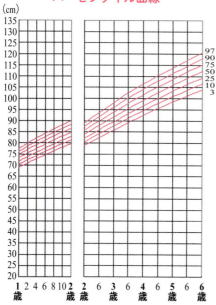

幼児の身長体重曲線（女児）
（身長 70〜118 cm のデータを基に 2 次曲線で近似した成績を採用）

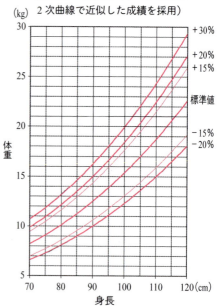

近似式：$Y = 0.00249 X^2 - 0.1858 X + 9.0360$

〔厚生労働省雇用均等・児童家庭局：平成 12 年 乳幼児身体発育調査報告書（平成 13 年 10 月）　https://www.mhlw.go.jp/houdou/0110/h1024-4c.html#zu1-8（2024 年 12 月 19 日閲覧）〕

母子保健医療対策総合支援事業
（令和5年度補正予算分）実施要綱

第1　趣旨

　　近年の少子化，核家族化，女性の社会進出等に伴い，こどもが健やかに生まれ育つための環境づくりの推進を図ることは重要な課題であり，その中心的役割を担う母子保健医療対策の充実強化が求められている．

　　母子保健医療対策総合支援事業は，このような課題に対応し，次世代育成支援対策の推進等に必要な総合的な施策を実施するものである．

第2　事業内容

　　各事業の種類は以下のとおりとし，内容については各事業の別添によること．
1　1か月児及び5歳児健康診査支援事業（別添1）
2　新生児マススクリーニング検査に関する実証事業（別添2）
3　妊産婦のメンタルヘルスに関するネットワーク構築事業（別添3）

第3　国の助成

　　母子保健医療対策総合支援事業の各事業に要する経費については，国は予算の範囲内において別に定めるところにより補助することができるものとする．

　　ただし，法律，政令，省令等に基づき他から国庫補助金が交付される事業は対象から除外する．

第4　事業計画

　　この実施要綱に基づく各事業を実施する場合には，事業計画を策定し，別に定める期日までにこども家庭庁に提出すること．

※以下，5歳児健康診査に関連する別添1のみ掲載．

別添1

1か月児及び5歳児健康診査支援事業

第1　総則的事項
1　事業目的

　　乳幼児健康診査については，母子保健法により，市町村において1歳6か月児及び3歳児に対する健康診査の実施が義務付けられている．また，3から6か月頃及び9から11か月頃の健康診査についても，多くの自治体で実施されている状況となっている．こうした中で，新たに1か月児及び5歳児に対する健康診査の費用を助成することにより，出生後から就学前までの切れ目のない健康診査の実施体制を整備する．

2　実施主体

　　本事業の実施主体は，市町村（特別区を含む.）とする．

3　健康診査の種類

　　健康診査の種類は，1か月児健康診査及び5歳児健康診査とする．

4　その他

　　この実施要綱に定める事項以外の事項については，「乳幼児に対する健康診査の実施について」（平成10年4月8日児発第285号厚生省児童家庭局長通知）の第1に定める 総則的事項を参照すること．

第2　各論的事項
2　5歳児健康診査

　（1）目的

　　　幼児期において幼児の言語の理解能力や社会性が高まり，発達障害が認知される時期であり，保健，医療，福祉による対応の有無が，その後の成長・発達に影響を及ぼす時期である5歳児に対して健康診査を行い，こどもの特性を早期に発見し，特性に合わせた適切な支援を行うとともに，生活習慣，その他育児に関する指導を行い，もって幼児の健康の保持及び増進を図ることを目的とする．

　（2）健康診査の種類

　　　健康診査の種類は，一般健康診査（原則，市町村保健センター等において行う集団健康診査）とする．

　　　一般健康診査は，（5）の項目等の確認に加え，必要な児・保護者に対して多職種

による専門相談及び健診後カンファレンスを実施すること.

　　※巡回方式や園医方式を組み合わせて実施する場合を含む. なお, その場合であっても, 必要な児・保護者に専門相談を提供するとともに, 対象となる年齢の幼児全てに健康診査を実施できるよう工夫すること.

（3）健康診査を実施する担当者

　　十分な経験を有し, 幼児の保健医療に習熟した医師, 保健師, 管理栄養士, 心理相談を担当する者等により実施すること.

（4）実施対象者

　　一般健康診査の対象者は, 実施年度に満5歳になる幼児とする. 標準的には, 4歳6か月から5歳6か月となる幼児を対象とする.

（5）項目等

　　一般健康診査の項目は以下のとおりとする.

　①身体発育状況

　②栄養状態

　③精神発達の状況

　④言語障害の有無

　⑤育児上問題となる事項（生活習慣の自立, 社会性の発達, しつけ, 食事, 事故等）

　⑥その他の疾病及び異常の有無

（6）留意事項

　ア　健康診査に際して行われる指導においては, 家族の育児面での情緒を養い, 児童に対する虐待防止等が図られるよう, 十分留意した指導を行うものとする.

　　　健康診査の結果, 発達障害等（発達障害等の疑いを含む.）と判定された幼児について, 就学前までに必要な支援につなげることができるよう, 関係部局や都道府県等とも協力しながら, 地域における必要な支援体制の整備を行うこと.

　イ　5歳児健康診査の実施に当たっては, 別に示す5歳児健康診査の問診票及び健康診査票を参考とすること.

〔こども家庭庁成育局長：母子保健医療対策総合支援事業（令和5年度補正予算分）の実施について（こ成母第375号, 令和5年12月28日）より5歳児健康診査に関連する項目を抜粋　https://www.cfa.go.jp/assets/contents/node/basic_page/field_ref_resources/4dfcd1bb-0eda-4838-9ea6-778ba380f04c/43912a46/20240105_policies_boshihoken_tsuuchi_2023_69.pdf（2024年12月4日閲覧）〕

5歳児健康診査問診票

※問診票は、主にお子さんの世話をなさっている方が記入してください。

分類	No.	質問	回答
既往歴	1	3歳児健康診査で異常等を指摘されましたか。	(いいえ・はい)
	2	(前の設問で「はい」と回答した人に対して、)医療機関で精査や治療等を受けましたか。	(はい・いいえ)
粗大・微細運動発達	3	片足で5秒以上、立つことができますか。	(はい・いいえ)
	4	ボタンのかけはずしができますか。	(はい・いいえ)
	5	お手本を見て四角が書けますか。	(はい・いいえ)
目・耳・発音	6	はっきりした発音で話ができますか。(カ行・サ行がタ行に置き換わったり、不明瞭な発音がありませんか。)	(はい・いいえ)
	7	目のことで気になる症状はありますか。	(いいえ・はい)
	8	聞き間違いが多いですか。	(いいえ・はい)
精神・神経発達	9	しりとりができますか。	(はい・いいえ)
	10	じゃんけんの勝ち負けがわかりますか。	(はい・いいえ)
	11	言葉で自分の要求や気持ちを表し、会話をすることがうまくできますか。	(はい・いいえ)
情緒・行動	12	カッとなったり、かんしゃくをおこしたりする事がよくありますか。	(いいえ・はい)
	13	注意しても全く聞かないですか。	(いいえ・はい)
	14	長い時間でも、落ち着いてじっとしていることができますか。	(はい・いいえ)
	15	すぐに気が散りやすく、注意を集中できないですか。	(いいえ・はい)
	16	順番を待つことが出来ますか。	(はい・いいえ)
	17	ルールに従って遊ぶことが苦手ですか。	(いいえ・はい)
	18	生活や遊びの中で特定の物や動作にこだわりが強いと感じますか。	(いいえ・はい)
	19	集団生活では、友達と一緒に遊んだり、行動することができますか。	(はい・いいえ)
	20	自分からすすんでよく他人を手伝いますか。(親・先生・こどもたちなど)	(はい・いいえ)
	21	頭がいたい、お腹がいたい、気持ちが悪いなどと、よく訴えますか。	(いいえ・はい)
	22	一人でいるのが好きで、一人で遊ぶことが多いですか。	(いいえ・はい)
生活習慣	23	友達と協力しあう遊びができますか。(砂で一つの山を作るなど)	(はい・いいえ)
	24	外で体を動かす遊びをしますか。	(はい・いいえ)
	25	朝食を毎日食べますか。	(はい・いいえ)
	26	ふだん大人を含む家族と一緒に食事を食べますか。	(はい・いいえ)
	27	保護者が、毎日、仕上げ磨きをしていますか。	(仕上げ磨きをしている(こどもが磨いた後、保護者が仕上げ磨きをしている)・こどもが自分で磨かずに、保護者だけで磨いている・こどもだけで磨いている・こどもも保護者も磨いていない)
	28	うんちをひとりでしますか。	(はい・いいえ)
	29	5歳になる前までに受ける予防接種は終了していますか。	(はい・いいえ)
	30	テレビやスマートフォンなどを長時間見せないようにしていますか。	(はい・いいえ)
	31	寝る直前にテレビや動画を観ますか。	(いいえ・はい)
	32	お子さんの睡眠で困っていることがありますか。	(いいえ・はい)
親(主な養育者)や子育ての状況	33	現在、お子さんのお母さんは喫煙をしています。	(なし・あり(1日__本))
	34	現在、お子さんのお父さん(パートナー)は喫煙をしていますか。	(なし・あり(1日__本))
	35	あなたご自身の睡眠で困っていることがありますか。	(いいえ・はい)
	36	あなたはゆったりとした気分でお子さんと過ごせる時間がありますか。	(はい・いいえ・何ともいえない)
	37	あなたは、お子さんに対して、育てにくさを感じていますか。	(感じない・時々感じる・いつも感じる)
	38	(前の設問で「いつも感じる」もしくは「時々感じる」と回答した人に対して、)育てにくさを感じた時に、相談先を知っているなど、何らかの解決する方法を知っていますか。	(はい・いいえ)
	39	子育てにおいて「もう無理」「誰か助けて」と感じたことはありますか。	(まったくない・ほとんどない・時々ある・いつもある)
	40	子育てについて気軽に相談できる人やサポートしてくれる人はいますか。	(はい・いいえ)
	41	この地域で、今後も子育てをしていきたいですか。	(そう思う・どちらかといえばそう思う・どちらかといえばそう思わない・そう思わない)
	42	現在の暮らしの経済的状況を総合的にみて、どう感じていますか。	(大変ゆとりがある・ややゆとりがある・普通・やや苦しい・大変苦しい)
	43	お子さんが大人同士のけんかや暴力を目撃することはありますか。	(いいえ・はい)
	44	この数か月の間に、ご家庭で以下のことがありましたか。あてはまるものすべてに〇を付けて下さい。	(しつけのし過ぎがあった・感情的に叩いた・乳幼児だけを家に残して外出した・長時間食事を与えなかった・感情的な言葉で怒鳴った・いずれも該当しない)

健康相談の内容

指導内容

特記事項

〔こども家庭庁成育局母子保健課:1か月児及び5歳児健康診査支援事業について(令和5年12月28日)より抜粋 https://www.cfa.go.jp/assets/contents/node/basic_page/field_ref_resources/4dfcd1bb-0eda-4838-9ea6-778ba380f04c/f5fc5951/20240105_policies_boshihoken_tsuuchi_2023_74.pdf(2025年1月6日閲覧)〕

5歳児健康診査票

受診日 令和　　年　　月　　日

身体測定

身長	体重	カウプ指数	肥満度
cm	kg		%

診察所見

1　身体的発育異常
2　運動機能異常
　　粗大運動・微細運動等
3　感覚器・その他の異常
　　ア　目の異常（眼位・視力等）
　　イ　耳の異常（聞こえにくい）
　　ウ　発音不明瞭
　　エ　その他（しびれ・無呼吸等）
4　皮膚の異常　　無・有
　　ア　湿疹・アトピー性皮膚炎・あざ
　　イ　その他
5　理解に関する課題
　　しりとり・じゃんけん等

6　情緒・行動
　　ア　情緒の問題（不安・恐れ等）
　　イ　行為の問題（かんしゃく等）
　　ウ　多動・不注意
　　エ　仲間関係の問題
7　こどもの遊び
　　外遊び等の体を使う遊び
8　生活習慣
　　ア　適切・不適切
　　イ　食事の問題
　　ウ　歯磨きの問題
　　エ　排便の問題

判定

1　異常なし　　2　要紹介（要精密・要治療）　　3　要紹介（要精密・要治療）　　5　要経過観察
[医療]　　2　既医療　　4　既療育
[福祉等]

紹介先

診査医名

育児環境等

1　メディア視聴の問題
2　睡眠に関する問題
3　事故予防に関する問題
4　養育環境

5　健康の社会的決定要因
　　ア　経済的困難
　　イ　家族内の喫煙
　　ウ　家族内不和
　　エ　その他
　　（　　　　　　　　　　　　　）

心配事

無・有（　　　　　　　　　　　　　　　　　　　　　　　　　　　　　）

子育て支援の必要性の判定

1　特に問題なし　　2　保健師による支援が必要
3　その他の支援が必要（　　　　　　　　　　　　　　　　　　　）

判定者

記事（要紹介となった場合の結果等）

［こども家庭庁成育局母子保健課「1か月児及び5歳児健康診査支援事業について（令和5年12月28日）」より抜粋　https://www.cfa.go.jp/assets/contents/node/basic_page/field_ref_resources/4dfcd1bb-0eda-4838-9ea6-778ba380f04c/f5fc5951/20240105_policies_boshihoken_tsuuchi_2023_74.pdf（2025年1月6日閲覧）］

５歳児健康診査の実施に当たって求められる地域のフォローアップ体制等の整備について

こ 成 保 第 200 号
こ 成 基 第 46 号
こ 成 母 第 139 号
こ 支 障 第 85 号
5 初 幼 教 第 39 号
5 初 特 支 第 28 号
5 初 健 食 第 23 号
障精発 0329 第 1 号
障障発 0329 第 2 号
保医発 0329 第 3 号

令和 6 年 3 月 29 日

　こども関連施策の推進については，かねてより格段の御配意を賜り，深く感謝申し上げます．

　さて，5 歳児健康診査（以下「5 歳児健診」という．）については，幼児の健康の保持及び増進が図られるよう，令和 5 年度補正予算において，「「1 か月児」及び「5 歳児」健康診査支援事業」を新たに創設し，「母子保健医療対策総合支援事業（令和 5 年度補正予算分）の実施について」（令和 5 年 12 月 28 日付こ成母第 375 号こども家庭庁成育局長通知）において 5 歳児健診に係る実施要綱を定めるとともに，「1 か月児及び 5 歳児健康診査支援事業について」（令和 5 年 12 月 28 日付こども家庭庁成育局母子保健課事務連絡）において 5 歳児健診に係る問診票及び健康診査票をお示ししたところです．

　5 歳児健診については，発達障害や知的障害等（以下「発達障害等」という．）のこどもの個々の発達の特性を早期に把握し，育児の困難さや子育て相談のニーズを踏まえながら，こどもとその家族を必要な支援に繋げることをその主な目的としております．5 歳児健診の実施に当たっては，健康診査（以下「健診」という．）の実施体制の構築に加え，健診においてこどもへの発達支援のニーズや保護者に対する子育て相談等（就学に向けた相談を含む．）のニーズなどがある場合に，地域全体で必要な支援を提供するためのフォローアップ体制の整備が求められます．特に，保健，医療，福祉，教育の各分野の関係者が連携して，地域のフォローアップ体制を充実していくことが重要となります．

　今般，5 歳児健診の実施に当たって，保健，医療，福祉，教育の各分野における地域のフォローアップ体制の整備及び分野間の連携体制について，関係者に求められる役割を

以下のとおり整理しました．貴職におかれては，下記の内容について御了知いただき，本通知の趣旨を踏まえ，関係機関の連携の下，必要な体制の整備に遺漏なきよう努めるとともに，貴管下市町村（特別区を含む．以下同じ．），関係機関等への周知をお願いします．

　なお，5歳児健診の実施に当たって参考としていただくため，「身体的・精神的・社会的（biopsychosocial）に乳幼児・学童・思春期の健やかな成長・発達をポピュレーションアプローチで切れ目なく支援するための社会実装化研究」（令和3～5年度こども家庭科学研究費補助金成育疾患克服等次世代育成基盤研究事業）において，市町村の母子保健担当者等を対象とした5歳児健診のマニュアル（以下「マニュアル」という．）が作成されており（「5歳児健康診査マニュアルについて」（令和6年3月29日付こども家庭庁成育局母子保健課事務連絡）），5歳児健診の地域のフォローアップ体制の整備に当たっては，マニュアルも併せて参照ください．

　なお，本通知の下記の内容は，地方自治法（昭和22年法律第67号）第245条の4第1項に規定する技術的な助言であり，5歳児健診の地域のフォローアップ体制については，地域の実情に応じて整備していただくことが重要であることを申し添えます．

記

1　市町村に求められる役割について

（1）5歳児健診の実施体制の整備

　5歳頃は，言語の理解能力や社会性が高まり，発達障害等，個々の発達の特性が認知されやすい時期である．発達障害等については，早期に把握し，適切な支援につなげることが，その後の発達に大きな影響を及ぼすことから，母子保健法（昭和40年法律第141号）第12条第1項に規定する1歳6か月児健診及び3歳児健診を行うことに加えて，5歳児に対して健診を行うことも重要である．

　市町村においては，こどもの特性を早期に評価し，特性に合わせた適切な支援を行うとともに，生活習慣，その他育児に関する指導を行い，もって幼児の健康の保持及び増進を図るという5歳児健診の目的を踏まえて，当該健診の実施体制の整備に努めること．なお，関係機関に対してこどもや保護者に関する情報の共有を依頼する際には，あらかじめ市町村が保護者から同意を取得することが必要となるので留意すること．

　5歳児健診は，発達障害等の早期発見・早期支援につなげることを主な目的としていることから，医師等による医学的な見立てが重要であり，適切な医師等の専門職の確保が求められる．一方で，地域によっては，5歳児健診を担当する医師等の確保が困難である場合が想定されることから，5歳児健診を担当する医師等を確保するため，必要に応じて，都道府県や地域の医療機関，医師会，小児科医会等と連携すること．

（2）5歳児健診の地域のフォローアップ体制の整備

　5歳児健診の実施に当たっては，1（1）の「5歳児健診の実施体制の整備」に加えて，5歳児健診の結果，発達障害等を踏まえた支援が必要であると判定（5歳児健診に係る健診後カンファレンス等で総合的な判断に基づいて行われるものであり，専門医療機関等で行われる診断とは異なる．以下同じ．）されたこども及びその保護者に対して，地域全体で必要な支援を提供するためのフォローアップ体制の整備が重要である．5歳児健診実施後から就学前までに必要な支援につなげることができるよう，都道府県，関係機関等とも協力しながら，保健，医療，福祉，教育の各分野の関係者が連携した地域における支援のフォローアップ体制の整備に努めること．

　具体的には，マニュアルにおいて示した「地域のフォローアップ体制における保健・医療・福祉・教育の連携の具体例」を参照しながら，健診実施前から健診当日，健診後にかけて，保健，医療，福祉，教育の各分野の関係者が健診やカンファレンス等に参画することで，情報共有や多角的な視点から支援・対応方針の検討を行うことが考えられる．この場合，関係者で円滑な情報共有を行えるよう，多職種による支援や就学時の健康診断における活用を前提とした情報の取扱いの観点から市町村が取得することが必要となる保護者からの同意取得を5歳児健診の実施の際に併せて行うことや，関係者間で情報共有を行う際の統一的な様式を作成することも考えられる．当該様式には，関係者の専門性の相違を踏まえて，円滑に情報共有できるよう，5歳児健診の結果やその後のフォローアップの状況，これらを踏まえた事後の支援方針に係る内容を精査し記載することが望ましい．その際，当該様式を作成するに当たっては，4（3）や5（2）に記載している個別の支援計画（個別の教育支援計画や個別の教育及び保育支援計画を含む．以下同じ．）を作成するための関係者間の協議が円滑となるような工夫も検討されたい．

　また，健診後の個別のケースのフォローアップにおいては，必ずしも新たな仕組みを構築することを求めるものではなく，たとえば，障害者総合支援法に基づく「（自立支援）協議会」のこども部会等，児童福祉法に基づく指定障害児相談支援の事業の人員及び運営に関する基準を踏まえて実施される「サービス担当者会議」，地域におけるこどもの発達相談と家族支援の機能強化事業を踏まえて実施される「チームカンファレンス」等の既存の会議体の活用等市町村における既存の取組を強化することにより対応することも考えられる．あわせて，保健，医療，福祉，教育の各分野の関係者が，平時より顔の見える関係を構築することも重要である点を申し添える．

　なお，5歳児健診の結果，発達障害等を踏まえた支援が必要であると判定されたこども及びその保護者に対して，母子保健又は児童福祉の観点からフォローアップが必要と判断された場合には，こども家庭センター等において，相談支援や既存の子育て施策を活用することも考えられる．

（3）児童発達支援センター等を中核とした地域の障害児支援体制の強化

　障害児支援においては，多様な障害のあるこどもやその家族等のニーズに応じて適切な発達支援の提供につなげるとともに，地域全体の障害児支援の質の底上げを図ることとしている．

　児童福祉法等の一部を改正する法律（令和4年法律第66号）においては，身近な地域でこどもと家族のニーズに応じた発達支援が受けられる体制整備を進めることとしているが，地域の実情に応じて児童発達支援センターが障害児支援の中核的役割を担って体制整備を行う場合や，母子保健，児童福祉，教育，医療等の関係機関と障害児支援事業所等が連携した体制整備を行うことを想定している．

　市町村等においては，「地域障害児支援体制強化事業」等の事業において，児童発達支援センターに人材を配置することで乳幼児健診（5歳児健診も含む）等の機会を通じた早期の発達支援の取組を推進し，必要な支援を円滑に提供できるよう，保健と福祉の連携を充実及び強化することとしており，こうした事業も活用して体制整備の取組を進めること．

　また，都道府県等においては，「地域におけるこどもの発達相談と家族支援の機能強化事業」等において，身近な地域で，こどもと家族のニーズに応じて，保健，医療，福祉，教育の各分野が連携して支援を行う体制の充実及び強化を図ることができるよう，こどもの発達の見立てや支援方針等を多領域・多分野の職種で検討・共有するためのチームカンファレンス等を実施することとしており，こうした事業も活用して，市町村は体制整備の取組を進めること．

　なお，児童発達支援センター等の関係機関は，小学校・特別支援学校から相談があった場合には，情報共有や福祉の観点からの助言を行うなど，福祉と教育の関係機関が連携して，こどもの就学後も切れ目ない支援を提供できるよう，留意されたい．

2　都道府県に求められる役割について
（1）5歳児健診の実施体制の整備に係る広域的な調整の実施

　都道府県においては，域内市町村における5歳児健診をはじめとした成育医療等の提供に関する施策に係る状況の把握，域内市町村の母子保健事業の均てん化や精度管理等の広域的な調整を行うことなどが期待されている．

　こうした点を踏まえ，市町村における5歳児健診の実施体制の整備に当たって，都道府県は，5歳児健診を担当する医師等の確保において，市町村や地域の医療機関，医師会，小児科医会等との協議や委託先の確保（集合契約の促進を含む．）など，地域の実情を踏まえ，広域的な調整を行うことが望ましい．

　あわせて，域内市町村における5歳児健診の実施体制の整備に当たって，健診に関する書類の様式の統一等の技術的な支援を行うことも望ましい．この際，都道府県におか

れては，成育医療等の提供に関する協議会を設置・開催する都道府県に対する国庫補助（「母子保健対策強化事業」の中の「母子保健に関する都道府県広域支援強化事業」）を積極的に活用されたい．

（2）発達障害等に対応できる医療提供体制の整備

　5歳児健診の実施に当たっては，医療分野における地域のフォローアップ体制の整備が重要であること等を踏まえ，都道府県において，「疾病・事業及び在宅医療に係る医療体制について」（令和5年6月29日付医政地発0629第3号厚生労働省医政局地域医療計画課長通知）の中で，「精神疾患の医療体制の構築に係る指針」において，児童・思春期精神疾患及び発達障害に係る医療提供体制について，対応できる医療機関の明確化や専門職の養成，多職種連携・多施設連携の推進等の対応が求められていること等を踏まえ，発達障害等に対応できる医療提供体制の整備が求められる．

　具体的には，専門的に発達障害等の診療を行う医療機関，発達障害等に対応できる専門職及び発達障害等を支援する多職種・多施設の連携体制を確保することにより，発達障害等の診断を行う専門医療機関において，発達障害等に係る速やかな受診や評価を行える体制を構築し，適切な支援に結びつけることが期待される．この際，医療機関のアセスメント強化等に当たっては「発達障害専門医療機関初診待機解消事業」を，医師を含む児童思春期精神医療に知見を有する専門職の養成に当たっては「思春期精神保健研修」を，かかりつけ医等の発達障害の初診の対応等の対応力向上に当たっては「かかりつけ医等発達障害対応力向上研修」を，発達障害に関して高度な専門性を有する拠点医療機関を中心としたネットワークの構築には「発達障害専門医療機関ネットワーク構築事業」を積極的に活用されたい．

（3）発達障害者支援センター等における市町村の体制整備の支援

　こどもの発達の特性を早期に把握して，適切な支援やサービスにつなげていくためには，各地域における支援体制の確立が喫緊の課題となっている．5歳児健診で，発達障害等を踏まえた支援が必要であると判定されたこどもについて，適切な時期（例えば就学前まで）に適切な支援につなげることができるよう，市町村内の事業所等への支援や医療機関との連携体制の構築などを含めて，児童発達支援センター等との連携を行い，地域の支援体制の整備を推進すること．

（4）保育士等に対する発達障害等に応じた教育・保育に関する研修機会の提供

　5歳児健診で，発達障害等を踏まえた支援が必要であると判定されたこどもが，健診後，保育所・幼稚園・認定こども園等（以下「保育所等」という．）で集団生活を送る際には，保育士等が個別の障害に応じた細やかな対応を行うことが求められる．

そのため，都道府県等においては，4（1）〜（3）に掲げられた関係機関との情報共有や連携，個別の支援計画の策定等にあたり保育士等に求められる専門知識・ノウハウを踏まえつつ，発達障害等を踏まえた支援が必要であると判定されたこどもへの対応に関する研修機会の提供に努めること．なお，研修機会の提供について，都道府県等においては，必要に応じ，発達障害者支援センター等の活用についても検討すること．

3　医療機関や医療関係団体に求められる役割について
（1）5歳児健診への協力
　1（1）の「5歳児健診の実施体制の整備」及び2（1）の「5歳児健診の実施体制の整備に係る広域的な調整の実施」に記載のとおり，5歳児健診を担当する医師等の確保において，市町村や都道府県から連携や協議の依頼があった場合は，可能な限り協力すること．なお，5歳児健診を担当する医師等については，健診当日に加えて，必要に応じて，フォローアップのために後日行われる相談会やミーティング等にも参画することが望ましい．

（2）専門的に発達障害等の診療を行う医療機関等の確保に対する協力
　2（2）の「発達障害等に対応できる医療提供体制の整備」に記載のとおり，専門的に発達障害等の診療を行う医療機関，発達障害等に対応できる専門職及び発達障害等を支援する多職種・多機関の連携体制の確保に向けて，都道府県が実施する事業への積極的な協力，参加を検討すること．
　なお，令和6年度診療報酬改定において，発達障害等の診療に係る対応を行っており，各医療機関における取組の際に参考とされたい．

4　保育所等に求められる役割について
（1）5歳児健診への情報共有
　5歳児健診においては，発達障害等について，医師等による医学的な見立てが的確に行われることで，こども一人一人の状況をより深く理解することが期待できる．的確な見立てを行うに当たっては，特に，社会性の評価については，家庭における生活状況だけではなく，保育所等における集団生活の状況等も踏まえることが重要であることから，保育所等が5歳児健診に必要な情報を共有することが期待される．保育所等としても，支援・対応方針を含めた5歳児健診の結果について，日常の教育・保育の充実に活用することも考えられる．
　このため，市町村から保護者の同意を得て依頼があった場合には，こどもや保護者と日常的に接している保育士等が把握している，こどもの集団生活の様子からの気付きや保護者が感じている課題等の情報を，保育所等から健診に関わる保健師等に共有するこ

とが望ましい.

　具体的な事例についてはマニュアルを参照されたい.

（2）5歳児健診で発達障害等を踏まえた支援が必要であると判定されたこどもや保護者
　　への対応

　5歳児健診で発達障害等を踏まえた支援が必要であると判定されたこどもに対する教育・保育に当たっては，家庭でのこどもの様子や保護者の受止めや意向について保護者と必要な情報共有を図りながら，保育所等の集団生活の場において，保育士等が個々の発達の特性に応じた細やかな配慮を行うことが求められる.

　このため，保育所等は，必要に応じて，健診後のカンファレンスやフォローアップのために後日行われる相談会やミーティング等にも積極的に参画するなどして，支援・対応方針について，他の専門機関等とともに検討することも考えられる.また，保育所等は，市町村から必要な情報共有を受けるとともに，地域の中核機能を担っている児童発達支援センター等との連携や，保育所等訪問支援等や巡回支援専門員の活用も含めて，発達障害等を踏まえた支援が必要であると判定されたこどもに対する教育・保育の充実を図ることが考えられる.

（3）5歳児健診及びその後のフォローアップに係る情報を踏まえた個別の支援計画の作成

　幼児期から学校卒業後まで一貫した切れ目ない支援の実現に当たっては，保育所等において，5歳児健診で発達障害等を踏まえた支援が必要であると判定されたこどもについて，健診及びその後のフォローアップに係る情報を児童発達支援センター等の関係機関から受け取るとともに，当該情報を活用して，個別の支援計画を作成することが求められる.

　また，個別の支援計画の活用に当たっては，就学先である小学校に在園中の支援の目的や支援の内容を伝えるなど，切れ目ない支援に生かされるよう，留意すること.

　なお，保育士等が個々のこどもの発達の状態に応じた保育を行うために必要な知識及び技能の修得，維持及び向上に努めることが重要であることから，都道府県等が実施する研修の積極的な受講を検討すること.

5　教育委員会・小学校・特別支援学校に求められる役割について

（1）5歳児健診の結果の活用

　「障害のある子供の教育支援の手引」（令和3年6月　文部科学省初等中等教育局特別支援教育課）（以下「教育支援の手引」という.）において示しているとおり，発達障害等の早期発見・早期支援においては，教育と，保健，医療，福祉の各分野の関係機関との連携が重要である.5歳児健診の結果は，就学時に特別な教育的配慮が必要なこども

を早期に把握し支援を開始することにつながり，保護者の発達課題への気づきやこどもの円滑な就学に資することも期待されるものである．

　このため，教育委員会においては，5歳児健診や，フォローアップのために後日行われる相談会やミーティング等に積極的に参画し，たとえば就学に当たって不安を抱えている保護者への相談や，入学後の学校生活や教育制度等に関する情報提供，就学予定の学校との調整等の役割を担うことが望ましい．具体的な事例についてはマニュアルを参照されたい．また，就学時の健康診断において，5歳児健診の結果やその後のフォローアップに係る情報を活用することも有効であると考えられるため，教育委員会においては，この観点からも母子保健主管部局や障害福祉部局と連携を図られたい．

(2) 5歳児健診及びその後のフォローアップに係る情報を踏まえた個別の教育支援計画の作成

　「教育支援の手引」において示しているとおり，特別支援教育の充実を図るにあたっては，障害のあるこども一人一人の教育的ニーズに応じた適切な指導及び必要な支援を行うことが重要である．また，医師の診断の有無にかかわらず，校内委員会等により特別な教育的支援を必要とすると判断された児童に対しては，個別の教育支援計画を作成するなど合理的配慮を含む必要な支援を行うことが重要となる．

　こうした点を踏まえ，5歳児健診で発達障害等を踏まえた支援が必要であると判定されたこどもが小学校・特別支援学校に就学する際に，小学校・特別支援学校は，健診及びその後のフォローアップに係る情報を，児童発達支援センター等の関係機関と連携しながら受け取ることが望ましく，当該情報を活用して，本人や保護者の意向も踏まえつつ，個別の教育支援計画に反映することが求められる．

　なお，こどもの就学後も切れ目ない支援を提供できるよう，本通知の1や2の記載内容も踏まえ，福祉と教育の関係機関が連携することが重要であることに留意されたい．

以上

〔こども家庭庁成育局母子保健課長，他：5歳児健康診査の実施に当たって求められる地域のフォローアップ体制等の整備について（令和6年3月29日）　https://www.cfa.go.jp/assets/contents/node/basic_page/field_ref_resources/d4a9b67b-acbd-4e2a-a27a-7e8f2d6106dd/f964642a/20240422_policies_boshihoken_tsuuchi_2024_26.pdf（2025年1月6日閲覧）〕

令和5年度母子保健衛生費国庫補助金

（令和5年度補正予算）に係るQ&A

【1か月児及び5歳児健康診査支援事業】

問1　1か月児健康診査と5歳児健康診査はどちらも実施することが必要か．

（答）
○　一方の健康診査（以下，「健診」という．）のみの実施でも国庫補助の対象となりますが，出生早期の身体疾患等のスクリーニングを主目的とする1か月児健診，発達障害等のスクリーニングを主目的とする5歳児健診のいずれも重要と考えており，早期の全国展開に向けて，積極的に2つの健診の実施を進めていただきたいと考えています．

【1か月児及び5歳児健康診査支援事業】

問2　実施対象者について，実施要綱上に定められる時期を超える，または満たさない場合は対象とならないか．

（答）
○　原則として，実施要綱に定めた時期の乳幼児を対象に健診を実施していただくこととなります．ただし，例えば家庭の事情やゴールデンウィーク・年末年始等の連休等により，当該時期に健診を受けられなかったため，実施する時期が多少前後した場合などについては，国庫補助の対象として差し支えありません．

【1か月児及び5歳児健康診査支援事業】

問3　実施対象者の保護者全員にアンケートを実施し，その中から発達障害等の疑いのある幼児に対してのみ，5歳児健康診査を行う場合は対象になるか．

（答）
○　本事業における1か月児及び5歳児健診は，対象となる年齢の乳幼児全てに，医師及びその他の医療専門職（以下「医師等」という．）による健診を実施することとしており，ご質問のようなケースは国庫補助の対象外となります．また，実施要綱の(5)項目等に定められる事項については全て実施する必要があります．
○　なお，5歳児健診について，保育所等における定期健康診断等の機会を活用するなどにより上記の健診を実施する「園医方式」や，医師，保健師，心理専門職等がチー

ムを組み，保育所等や家庭を巡回して上記の健診を実施する「巡回方式」を組み合わせて実施する場合も国庫補助の対象となりますので，対象となる年齢の幼児全てに，医師等による健診が実施されるよう，実施要綱の留意事項を参照いただき，柔軟な対応を検討ください．

【1か月児及び5歳児健康診査支援事業】

問3-1　対象となる乳幼児全てに5歳児健康診査を実施することが必要とのことであるが，当市では現時点で健康診査を実施できる医師等の確保が困難な状況となっている．このため，医師確保等の体制が整うまでの間は，発達障害等の疑いのある幼児のみを対象として健康診査を実施することとできないか．

（答）

○　乳幼児健診については，すべての乳幼児の健康の保持及び増進が図られるよう，対象となる年齢の幼児全てに対し，医師等による健診を実施することが望ましいと考えています．一方で，地域によっては，現時点で5歳児健診を実施できる医師等の十分な確保が困難な場合もあると承知しています．

○　このため，今後2～3年を目処に，対象となる乳幼児全てに5歳児健診を実施する体制を構築していただくことを前提に，当面の間は，本事業において，事前の聞き取りやアンケート等を組み合わせて，発達等に課題のある幼児等を対象に健診を実施することも差し支えないことといたします．

○　ただし，この場合であっても，

①　発達等に課題のある幼児等の判断については，保育所・幼稚園・認定こども園等とも連携し，普段から当該幼児と関わりのある保育士等からの聞き取り等により，集団生活におけるこどもの様子を踏まえて適切に判断を行うこと，

②　保育所・幼稚園・認定こども園等に通っていない幼児（いわゆる未就園児）など，①による判断が困難な幼児については，健診の対象とすること，

③　発達等への課題が指摘されていない場合でも，必要に応じて，適切な生活習慣を身につけるための保健指導や育児に関する相談等の子育て支援を行うこと，

など，実効性のある健診を実施いただくようお願いいたします．

○　併せて，5歳児健診を担当する医師等の確保を含む実施体制の整備に向けて，都道府県とも連携し，医師等に対する研修の実施や，医師会等の関係団体との医師派遣の調整など，必要な対応を行っていただくようお願いいたします．

資料

【1 か月児及び 5 歳児健康診査支援事業】

> 問 7　5 歳児健康診査の実施方法において，「原則として集団健康診査」とあるが，
> 個別健康診査でも国庫補助の対象になるか．

（答）

○　5 歳児健診においては医師，保健師，心理職，福祉，教育部門など多職種との連携
を通して，支援体制を築きやすいこと等から集団健診が望ましいため，実施要綱にお
いて，5 歳児健診については，「原則，市町村保健センター等において行う集団健康
診査」として実施するよう定めています．なお，個別健診による実施を補助の対象外
としているものではなく，医療機関に委託されて個別健診として実施した場合であっ
ても，必要な健診内容が実施され，その健診内容を踏まえた保健指導，カンファレン
ス等が多職種にて実施される場合は補助金の対象となります．

〔こども家庭庁成育局母子保健課：令和 5 年度母子保健衛生費国庫補助金（令和 5 年度補正予算）に係る
Q&A について（事務連絡 令和 6 年 2 月 5 日，一部改正 令和 6 年 6 月 12 日）より 5 歳児健康診査に関連
する項目を抜粋　https://www.cfa.go.jp/assets/contents/node/basic_page/field_ref_resources/d4a9b67b-acbd-4e2a-
a27a-7e8f2d6106dd/9a9add13/20240614_policies_boshihoken_tsuuchi_2024_40.pdf（2025 年 1 月 6 日閲覧）〕

🌱 参考資料・ウェブサイト

5 歳児健診ポータル

https://gosaiji-kenshin.com/

発達障害ナビポータル

https://hattatsu.go.jp/

発達障害教育推進センター

https://cpedd.nise.go.jp/

発達障害情報・支援センター

https://www.rehab.go.jp/ddis/

5 歳児健診マニュアル

https://www.cfa.go.jp/assets/contents/node/basic_page/field_ref_resources/d4a9b67b-acbd-4e2a-a27a-7e8f2d6106dd/76581079/20240422_policies_boshihoken_tsuuchi_2024_27.pdf

3〜5 か月児健診，9〜10 か月児健診，1 歳 6 か月児健診，3 歳児健診，5 歳児健診のための健やか子育てガイド

https://www.jschild.or.jp/wp-content/uploads/2024/04/健やか子育てガイド.pdf

子どもの強さと困難さアンケート（Strengths and Difficulties Questionnaire：SDQ）日本語版

https://www.sdqinfo.org/py/sdqinfo/b3.py?language=Japanese

（2025 年 2 月 21 日閲覧）

文献一覧

1）厚生労働省雇用均等・児童家庭局：平成 12 年 乳幼児身体発育調査報告書（平成 13 年 10 月）
https://www.mhlw.go.jp/houdou/0110/h1024-4c.html（2024 年 12 月 19 日閲覧）

2）柏木惠子：自己制御（self-regulation）の発達．心理学評論 1986；29：3-24

3）文部科学省：序章．幼稚園教育要領解説（平成 30 年 3 月）．フレーベル館，2018：11

4）こども家庭庁成育局長：母子保健医療対策総合支援事業（令和 5 年度補正予算分）の実施について（こ成母第 375 号，令和 5 年 12 月 28 日）https://www.cfa.go.jp/assets/contents/node/basic_page/field_ref_resources/4dfcd1bb-0eda-4838-9ea6-778ba380f04c/43912a46/20240105_policies_boshihoken_tsuuchi_2023_69.pdf（2024 年 12 月 4 日閲覧）

5）星野仁彦，他：学習障害・MBD の臨床．新興医学出版社，1992

6）小枝達也，他：学習障害児の実態に関する研究（第 2 報）：3 歳児健診における学習障害リスク児はどんな学童になったか．脳と発達 1995；27：461-465

7）沖 潤一，他：医療機関および学校を対象として行った心身症，神経症等の実態調査のまとめ．日児誌 2001；105：1317-1323

8）小枝達也：発達面からみた心身症および学校不適応の病態．日児誌 2001；105：1332-1335

9）こども家庭庁成育局母子保健課長，他：5 歳児健康診査の実施に当たって求められる地域のフォローアップ体制等の整備について（令和 6 年 3 月 29 日）https://www.cfa.go.jp/assets/contents/node/basic_page/field_ref_resources/d4a9b67b-acbd-4e2a-a27a-7e8f2d6106dd/f964642a/20240422_policies_boshihoken_tsuuchi_2024_26.pdf（2024 年 9 月 26 日閲覧）

10）小枝達也：分担研究報告 軽度発達障害発見に対する 5 歳児健診の有用性の検討．厚生労働科学研究費補助金 子ども家庭総合研究事業 軽度発達障害児の発見と対応システムおよびそのマニュアル開発に関する研究：平成 17 年度 統括・分担研究報告書，平成 18 年 3 月（主任研究者 小枝達也），2006：11-15 https://mhlw-grants.niph.go.jp/project/10992（2025 年 2 月 10 日閲覧）

11）平成 16 年度～ 19 年度科学研究補助金（基盤研究 B）軽度発達障害児の学校不適応軽減を目的とした 5 歳児健診の有用性に関する実践的研究：研究成果報告書（研究代表者 小枝達也）．2008：63-68

12）文部科学省初等中等教育局特別支援教育課：発達障害の用語の使用について（平成 19 年 3 月 15 日）https://www.mext.go.jp/a_menu/shotou/tokubetu/main/002.htm（2024 年 11 月 29 日閲覧）

13）American Psychiatric Association（原著），日本精神神経学会（日本語版用語監修），髙橋三郎，他（監訳）：DSM-5-TR の分類 神経発達症群．DSM-5-TR 精神疾患の診断・統計マニュアル．医学書院，2023：45-47

14）文部科学省：通常の学級に在籍する特別な教育的支援を必要とする児童生徒に関する調査結果（令和 4 年）について（令和 4 年 12 月 13 日）https://www.mext.go.jp/b_menu/houdou/2022/1421569_00005.htm（2024 年 11 月 29 日閲覧）

15）文部科学省：特別支援教育資料（令和 4 年度）https://www.mext.go.jp/a_menu/shotou/tokubetu/material/1406456_00011.htm（2025 年 2 月 6 日閲覧）

16）日本学生支援機構：令和 4 年度（2022 年度）大学，短期大学及び高等専門学校における障害のある学生の修学支援に関する実態調査結果報告書（令和 5 年 8 月）https://www.jasso.go.jp/statistics/gakusei_shogai_syugaku/__icsFiles/afieldfile/2023/09/13/2022_houkoku3.pdf（2025 年 2 月 6 日閲覧）

17）厚生労働省：令和4年生活のしづらさなどに関する調査（全国在宅障害児・者等実態調査）
https://www.mhlw.go.jp/toukei/list/seikatsu_chousa_list.html（2025年2月6日閲覧）

18）国立障害者リハビリテーションセンター：発達障害情報・支援センター 発達障害とは https://
www.rehab.go.jp/ddis/understand/whatsdd/（2025年1月7日閲覧）

19）こども家庭庁：令和4年度母子保健事業の実施状況等について 別紙1 令和4年度母子保健事業
の実施状況 https://www.cfa.go.jp/assets/contents/node/basic_page/field_ref_resources/66a3a5d2-fa87-
4bab-9c28-361659051559/d814e705/20240115_press_66a3a5d2-fa87-4bab-9c28-361659051559_01.pdf
（2024年10月31日閲覧）

20）未就園児等の把握，支援のためのアウトリーチの在り方に関する調査研究検討委員会：未就
学児等の把握，支援のためのアウトリーチの在り方に関する調査研究 報告書〔令和5（2023）
年3月〕 https://www.cas.go.jp/jp/seisaku/mishuuenji_kentou_iinkai/pdf/zentaiban.pdf（2024年10月
31日閲覧）

21）こども家庭庁成育局母子保健課：5歳児健康診査事例の周知について（事務連絡，令和6年9月6日）
別添：5歳児健診事例集 https://www.cfa.go.jp/assets/contents/node/basic_page/field_ref_resources/
d4a9b67b-acbd-4e2a-a27a-7e8f2d6106dd/2d8e3cad/20240906_policies_boshihoken_tsuuchi_2024_71.
pdf（2025年3月5日閲覧）

22）こども家庭庁：こども家庭センターの設置状況等について（令和6年7月8日） https://www.
cfa.go.jp/press/688cad47-93b1-4b82-90fc-79ba3c0af4f3（2025年3月5日閲覧）

23）厚生労働省：小児科医師偏在指標（小児医療県別）（令和6年1月10日更新） https://www.
mhlw.go.jp/content/001188445.pdf（2024年10月31日閲覧）

24）こども家庭庁成育局母子保健課：1か月児及び5歳児健康診査支援事業について（事務連絡，令和5
年12月28日） https://www.cfa.go.jp/assets/contents/node/basic_page/field_ref_resources/4dfcd1bb-
0eda-4838-9ea6-778ba380f04c/f5fc5951/20240105_policies_boshihoken_tsuuchi_2023_74.pdf（2024
年10月31日閲覧）

25）厚生労働行政推進調査事業費補助金 成育疾患克服等次世代育成基盤研究事業（健やか次世代
育成総合研究事業）乳幼児健康診査に関する疫学的・医療経済学的検討に関する研究：データ
ヘルス時代の乳幼児健康診査事業企画ガイド～生涯を通した健康診査システムにおける標準的
な乳幼児健康診査に向けて～〔令和2（2020）年3月〕 https://www.achmc.pref.aichi.jp/sector/
hoken/information/pdf/kikaku_guide.pdf（2025年2月6日閲覧）

26）厚生労働省：令和4年度地域保健・健康増進事業報告の概況 結果の概要 地域保健編 https://
www.mhlw.go.jp/toukei/saikin/hw/c-hoken/22/dl/kekka1.pdf（2024年10月31日閲覧）

27）こども家庭審議会 児童虐待防止対策部会 児童虐待等要保護事例の検証に関する専門委員会：こども
虐待による死亡事例等の検証結果等について（第20次報告） https://www.cfa.go.jp/assets/contents/
node/basic_page/field_ref_resources/0ce6ac80-4576-40d3-a394-7efa5c0037fb/6af2260f/20241101_
councils_shingikai_gyakutai_boushi_hogojirei_20-houkoku_23.pdf（2025年1月8日閲覧）

28）平成26年度厚生労働科学研究費補助金（成育疾患克服等次世代育成基盤研究事業）乳幼児健康
診査の実施と評価ならびに多職種連携による母子保健指導のあり方に関する研究班：標準的な乳
幼児期の健康診査と保健指導に関する手引き～「健やか親子21（第2次）」の達成に向けて～
（平成27年3月） https://www.cfa.go.jp/assets/contents/node/basic_page/field_ref_resources/0b505d2e-
87a3-488b-a78c-46a38fbcf38b/3f590493/20230401_policies_boshihoken_manuals-etc_08.pdf（2024年
12月4日閲覧）

29）小枝達也，他：5歳児健康診査マニュアル．令和3年度～5年度こども家庭科学研究費補助金 成
育疾患克服等次世代育成基盤研究事業 身体的・精神的・社会的（biopsychosocial）に乳幼児・学
童・思春期の健やかな成長・発達をポピュレーションアプローチで切れ目なく支援するための社
会実装化研究（研究代表者 永光信一郎）（令和6年3月） https://www.cfa.go.jp/assets/contents/

node/basic_page/field_ref_resources/d4a9b67b-acbd-4e2a-a27a-7e8f2d6106dd/76581079/20240422_policies_boshihoken_tsuuchi_2024_27.pdf（2024 年 12 月 4 日閲覧）

30) 厚生労働省障害者総合福祉推進事業 発達障害児者の初診待機等の医療的な課題と対応に関する調査：令和元年度研究報告書（研究代表者 本田秀夫）〔令和 2（2020）年 3 月〕 https://www.mhlw.go.jp/content/12200000/000654179.pdf（2024 年 12 月 4 日閲覧）

31) 小倉加恵子：親子関係のアセスメント．こども家庭科学研究班「身体的・精神的・社会的（biopsychosocial）に乳幼児・学童・思春期の健やかな成長・発達をポピュレーションアプローチで切れ目なく支援するための社会実装化研究」班：こどもたちのための Well-Care Visits マニュアル．2024：27-28

32) 文部科学省幼児期運動指針策定委員会：なぜ，様々な遊びを取り入れることが必要なのか．幼児期運動指針ガイドブック〜毎日，楽しく体を動かすために（平成 24 年 3 月 30 日）．2012：8-9 https://www.mext.go.jp/component/a_menu/sports/detail/__icsFiles/afieldfile/2012/05/11/1319748_4_1.pdf（2024 年 12 月 6 日閲覧）

33) 農林水産省：共食をするとどんないいことがあるの？「食育」ってどんないいことがあるの？〜エビデンス（根拠）に基づいて分かったこと〜統合版（令和元年 10 月）．2019：4-8 https://www.maff.go.jp/j/syokuiku/evidence/attach/pdf/index-27.pdf（2024 年 12 月 6 日閲覧）

34) 日本小児歯科学会．子ども虐待防止対応ガイドライン（2009 年 6 月） https://www.jspd.or.jp/recommendation/article05/（2024 年 12 月 6 日閲覧）

35) Hirshkowitz M, et al：National Sleep Foundation's sleep time duration recommendations：methodology and results summary. Sleep Health 2015；1：40-43

36) 厚生労働省：「健やか親子 21（第 2 次）」における目標に対する分析シート（重点課題①） https://www.mhlw.go.jp/content/11908000/000537273.pdf（2024 年 12 月 6 日閲覧）

37) 内閣府男女共同参画局：結婚と家族をめぐる基礎データ（令和 3 年 11 月 2 日） https://www.gender.go.jp/kaigi/kento/Marriage-Family/5th/pdf/1.pdf（2024 年 12 月 6 日閲覧）

38) 警察庁／日本自動車連盟（JAF）：チャイルドシートの使用状況調査（2024 年調査結果） https://jaf.or.jp/common/safety-drive/library/survey-report/2024-child-seat（2024 年 12 月 6 日閲覧）

39) Goodman R：The Strengths and Difficulties Questionnaire: a research note. J Child Psychol Psychiatry 1997；38：581-586

40) Youthinmind：Downloadable SDQs and related items, Japanese https://www.sdqinfo.org/py/sdqinfo/b3.py?language=Japanese（2024 年 12 月 6 日閲覧）

41) Youthinmind：SDQ Information for researchers and professionals about the Strengths & Difficulties Questionnaires https://www.sdqinfo.org/（2024 年 12 月 6 日閲覧）

42) 国立成育医療研究センター：改訂版乳幼児健康診査 身体診察マニュアル．平成 30 年度〜令和 2 年度厚生労働科学研究補助金（成育疾患克服等次世代育成総合研究事業）身体的・精神的・社会的（biopsychosocial）に健やかな子どもの発育を促すための切れ目のない保健・医療体制提供のための研究（研究代表者 岡 明），標準化された乳幼児健診体制の構築（分担研究者 小枝達也） https://www.ncchd.go.jp/center/activity/kokoro_jigyo/shinsatsu_manual.pdf（2024 年 9 月 26 日閲覧）

43) 厚生省児童家庭局母子保健課長：乳幼児に対する健康診査について（児母発第 29 号，平成 10 年 4 月 8 日）（第 4 次改正 令和 5 年 3 月 22 日） https://www.cfa.go.jp/assets/contents/node/basic_page/field_ref_resources/4dfcd1bb-0eda-4838-9ea6-778ba380f04c/ca76f8a1/20230401_policies_boshihoken_tsuuchi2023_14.pdf（2025 年 3 月 14 日閲覧）

44) 小枝達也：5 歳児健診における診察法．小枝達也（編）：5 歳児健診―発達障害の診療・指導エッセンス．診断と治療社，2008：5-11

45) Korematsu S, et al：Pre-school development and behavior screening with a consecutive support

programs for 5-year-olds reduces the rate of school refusal. Brain Dev 2016；38：373-376

46）小枝達也，他：3〜5 か月児健診，9〜10 か月児健診，1 歳 6 か月児健診，3 歳児健診，5 歳児健診のための健やか子育てガイド．令和 5 年度こども家庭科学研究費補助金等 成育疾患克服等次世代育成基盤研究事業 身体的・精神的・社会的（biopsychosocial）に乳幼児・学童・思春期の健やかな成長・発達をポピュレーションアプローチで切れ目なく支援するための社会実装化研究（研究代表者 永光信一郎），個別の乳幼児健診における保健指導の充実に関する研究（分担研究者 小枝達也）．2024：98-100　https://www.jschild.or.jp/wp-content/uploads/2024/04/健やか子育てガイド.pdf（2024 年 12 月 12 日閲覧）

47）成育医療等の提供に関する施策の総合的な推進に関する基本的な方針について（令和 3 年 2 月 9 日 閣議決定）　https://www.mhlw.go.jp/content/11908000/000872364.pdf（2024 年 9 月 26 日閲覧）

48）下泉秀夫：訪問型健診．小枝達也（編）：5 歳児健診―発達障害の診療・指導エッセンス．診断と治療社，2008：24-33

49）Yoneyama T, et al：Can dentists contribute to early screening for developmental disorders in five-year-old children during health checkups? Pediatric Dental Journal 2022；32：141-150

50）平成 16 年厚生労働科学研究費補助金（子ども家庭総合研究事業）軽度発達障害児の発見と対応システムおよびそのマニュアル開発に関する研究：軽度発達障害児に対する気づきと支援のマニュアル．2006　https://warp.da.ndl.go.jp/info:ndljp/pid/11113529/www.mhlw.go.jp/bunya/kodomo/boshi-hoken07/（2024 年 8 月 17 日閲覧）

51）厚生労働省：平成 27 年度 乳幼児栄養調査結果の概要　https://www.mhlw.go.jp/stf/seisakunitsuite/bunya/0000134208.html（2024 年 8 月 17 日閲覧）

52）阿久津和子，他：3 歳 6 か月児健康診査の保健師確認項目と 5 歳児相談結果の関連．小児保健研究 2021；80：172-178

53）石井陽子，他：3 歳児健診結果に発達障害の記載があった児の 1 歳 6 か月児健診結果の傾向―健診結果を用いた後方視的研究．インターナショナル Nursing Care Research 2017；16：11-20

54）神尾陽子，他：1 歳 6 か月健診における広汎性発達障害の早期発見についての予備的研究．精神医学 2006；48：981-990

55）Zwaigenbaum L, et al：Early intervention for children with autism spectrum disorder under 3 years of age：recommendations for practice and research. Pediatrics 2015；136（Suppl 1）：S60-S81

56）「学校教育法施行令」第二十二条の三

57）文部科学省初等中等教育局長：障害のある児童生徒等に対する早期からの一貫した支援について（通知）（25 文科初第 756 号，平成 25 年 10 月 4 日）　https://www.mext.go.jp/a_menu/shotou/tokubetu/material/1340331.htm（2024 年 12 月 13 日閲覧）

58）是松聖悟：発達障害のスクリーニングと早期発見―大分県の例を参考に．G ノート 2019；6：1237-1243

59）是松聖悟，他：公的補助による任意予防接種と医療費控除の小児医療，地域社会への影響．日児誌 2012；116：1380-1386

60）泉　達郎，他："小児科医のいない街" から "子どもを産み育てやすい街" への転換―過疎地域における小児医療・保健の役割と評価．小児保健研究 2011；70：88-90

61）高橋瑞穂，他：SDQ を用いた 5 歳児精密健診の効果についての検討．大分県医学会雑誌 2023；29：45-50

索　引

和　文

あ

アスペルガー症候群	69
遊び	55
アレルギー専門医	88

い

異常なし	61
意思を伝えることが苦手	106
医療相談	74, 84

え

栄養士	80
栄養相談	74, 80
園医方式	18

お

落ち着きがない	108
落ち着きのなさ	35
親子関係	32
──形成支援事業	91
おやつ	111

か

かかりつけ医	74, 87, 101, 102
学習障害	5
数の概念	115
学校不適応	6
滑舌	114
体がくねくねする	115
眼科	88
感覚過敏	114
かんしゃく	104
管理栄養士	80

き

既医療	61
期待	3
吃音	113
教育委員会	83, 102
教育関係者	76
教育相談	74, 83
教員	83
協調運動	47
切り替えが苦手	107
既療育	61
緊張	106

け

けんか	103
言語聴覚士	81
健診医	75
健診後カンファレンス	28, 63, 66
健診の流れ	25
健診未受診者	23

こ

構音	50
合計特殊出生率の増加	99
向社会的行動	36
交通ルール	42
行動	54
交流級	83
子育て支援の必要性の判定	62
子育て相談	74, 79
こだわり	107
こども家庭センター	20, 71
子どもの強さと困難さアンケート	42, 100

個別健診 ················· 18, 66	情緒 ·························· 54
個別通知 ····················· 24	衝動性 ······················ 35
戸別訪問 ····················· 90	食物アレルギー ············· 112
コホート研究 ·················· 6	所見を伝える ················ 58
コミュニケーション能力 ······ 35	しりとり［遊び］······· 3, 33, 70

さ

作業療法士 ··················· 81	視力 ························· 48
ささやき声検査 ··············· 51	診察 ························· 44
サポートプラン ··············· 71	身長 ························· 46

し

新版 K 式発達検査 ··········· 70

心理士 ··················· 76, 82

心理担当職員 ············· 81, 82

心理発達相談 ······ 47, 74, 82

仕上げ磨き ··················· 37	
自慰行為 ···················· 109	

す

支援体制 ····················· 63	睡眠 ························· 39
歯科医 ······················ 77	スキップ ······················ 2
字が読めない ················ 115	スクリーンタイム ············ 38

自己主張 ······················ 3

自己抑制 ······················ 3

せ・そ

指示が理解できない ·········· 105	生活習慣 ············· 38, 42, 55
事前カンファレンス ······· 25, 65	精度管理 ······················ 22
しつけ ····················· 110	舌小帯短縮症 ················ 51
実施要綱 ······················ 5	専門医療機関 ········ 63, 87, 102
児童虐待 ····················· 41	専門相談 ····················· 78
児童発達支援センター	育てにくさ ··················· 40
········· 47, 63, 76, 84, 101, 102	外遊び ······················ 37

視能訓練士 ··················· 81

た・ち

耳鼻咽喉科 ··················· 88	体重 ························· 46
じゃんけん ·············· 3, 33, 70	叩く ························ 104
就学先の決定 ················ 96	チック ····················· 110
集団活動 ····················· 36	知的発達症 ···················· 7
──が難しい ··········· 105	注意しても同じことをする ··· 105
集団健診 ················· 16, 65	抽出方式 ····················· 18
集団行動が難しい ············ 105	聴力 ························· 50
集団行動観察 ················· 99	

集中力がない ················ 108

つ・と

巡回支援専門員整備事業 ······ 90	通級指導教室 ················ 83
巡回相談 ···················· 102	爪かみ ····················· 109
巡回方式 ················· 16, 68	同意書 ······················ 24
小学校 ······················ 89	

141

特別支援学級 ……………… 83, 102
特別支援学校 ……………………… 83
特別支援教育 ……………………… 94
　　──コーディネーター ………… 83

な

仲間関係 …………………………… 36
縄跳び ……………………………… 2
難聴 ………………………………… 51

に・ね

二次障害 …………………………… 11
認識の共有 ………………………… 57
認定こども園 ………………… 75, 88
寝ない …………………………… 108
粘膜下口蓋裂 ……………………… 51

は

排便 ………………………………… 38
箸の持ち方 ……………………… 109
発達障害 …………………… 6, 7, 8
　　──児者及び家族等支援事業 … 91
　　──の定義 ……………………… 8
　　──の特徴 …………………… 10
　　──の分類 …………………… 10
早起きができない ……………… 108
判定 ………………………………… 59

ひ

微細脳機能障害 …………………… 5
皮膚 ………………………………… 52
皮膚科 ……………………………… 88

ふ

不安 ……………………………… 106

フォローアップ体制 ……………… 86
フォローアップによる好事例 …… 101
福祉 ………………………………… 89
　　──関係者 …………………… 75
　　──サービス ……………… 63, 102
布置 ………………………………… 3
不注意 ……………………………… 35
不登校児童の減少 ………………… 98
振り返り …………………………… 3

へ・ほ

偏食 ……………………………… 111
保育士 ……………………………… 79
保育所 …………………………… 74, 88
　　──などの巡回 …………… 100
保健関係者 ………………………… 75
保健師 …………………………… 74, 79
保健指導 …………………………… 27

め・も

メディアリテラシー ……………… 38
文字に興味がない ……………… 113
物を投げる ……………………… 104
問診 …………………………… 26, 30

や・よ

夜尿 ……………………………… 110
要経過観察 ………………………… 61
要紹介（要精密） ………………… 61
要紹介（要治療） ………………… 61
幼稚園 …………………………… 74, 88

り

理解 ………………………………… 53
療育相談 ………………… 47, 74, 81

欧　文

bio-psycho-social 観点 ⋯⋯⋯⋯⋯⋯⋯ 30

DSM-5-TR（Diagnostic and Statistical
Manual of Mental Disorders, Fifth
Edition, Text Revision）⋯⋯⋯⋯⋯⋯ 11

ICD-10（International Classification of
Diseases 10th Revision）⋯⋯⋯⋯⋯⋯ 11

SDQ（Strengths and Difficulties
Questionnaire）⋯⋯⋯⋯⋯⋯⋯ 42, 100

数　字

1 歳 6 か月児健診 ⋯⋯⋯⋯⋯⋯⋯⋯⋯ 92

3 歳児健診 ⋯⋯⋯⋯⋯⋯⋯⋯⋯⋯⋯ 92

『5 歳児健康診査マニュアル』⋯⋯⋯⋯ 44

- **JCOPY** 〈出版者著作権管理機構 委託出版物〉
  本書の無断複写は著作権法上での例外を除き禁じられています．
  複写される場合は，そのつど事前に，出版者著作権管理機構
  （電話 03-5244-5088，FAX03-5244-5089，e-mail：info@jcopy.or.jp）
  の許諾を得てください．
- 本書を無断で複製（複写・スキャン・デジタルデータ化を含み
  ます）する行為は，著作権法上での限られた例外（「私的使用の
  ための複製」など）を除き禁じられています．大学・病院・企
  業などにおいて内部的に業務上使用する目的で上記行為を行う
  ことも，私的使用には該当せず違法です．また，私的使用のた
  めであっても，代行業者等の第三者に依頼して上記行為を行う
  ことは違法です．

これからの5歳児健診

ISBN978-4-7878-2705-0

2025 年 5 月 1 日　初版第 1 刷発行

（5 歳児健診―発達障害の診療・指導エッセンス）
2008 年 8 月 1 日　初版第 1 刷発行
2017 年 3 月 1 日　初版第 4 刷発行

編　著　者	小枝達也，小倉加恵子，是松聖悟
発　行　者	藤実正太
発　行　所	株式会社　診断と治療社
	〒 100-0014　東京都千代田区永田町 2-14-2　山王グランドビル 4 階
	TEL：03-3580-2750（編集）　03-3580-2770（営業）
	FAX：03-3580-2776
	E-mail：hen@shindan.co.jp（編集）
	eigyobu@shindan.co.jp（営業）
	URL：https://www.shindan.co.jp/
装丁・イラスト	松永えりか（フェニックス）
印刷・製本	日本ハイコム　株式会社

© 株式会社　診断と治療社，2025. Printed in Japan.
乱丁・落丁の場合はお取り替えいたします．

［検印省略］

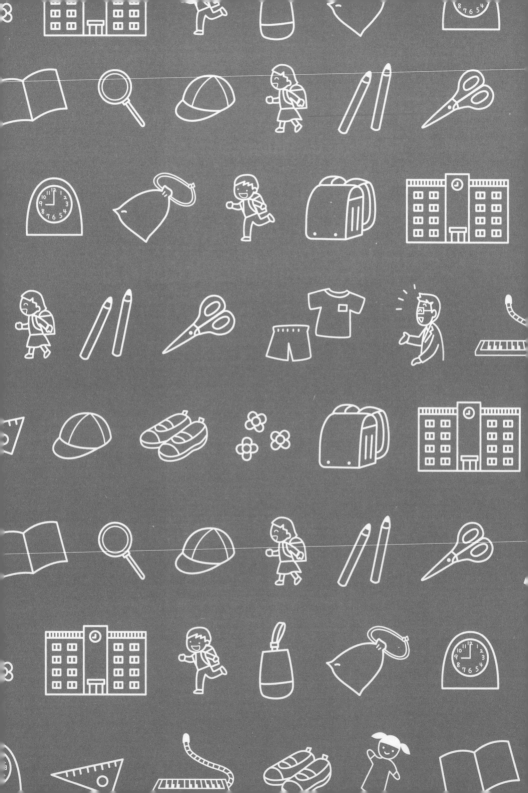